カンボジア医療の
歴史，現在，そして未来

岩田健太郎
神戸大学大学院医学研究科微生物感染症学講座
感染治療学分野教授

林 祥史
医療法人社団 KNI 北原国際病院院長

世界で
役に立ちたい
あなたへ

JN015814

メディカル・サイエンス・インターナショナル

Healthcare in Cambodia : The Past, Present and Future
First Edition
By Kentaro Iwata, Yoshifumi Hayashi

©2022 by Medical Sciences International, Ltd., Tokyo
All rights reserved
ISBN 978-4-8157-3057-4

Printed and Bound in Japan

目次

本書を読むに当たって

・本書では，薬剤のカナ表記は独立行政法人 医薬品医療機器総合
　機構の医薬品医療機器情報提供ホームページに従い表記し，商品
　名には ® を付記した。

・本書の情報は出版時点（2022年9月現在）のものである。

Part 1

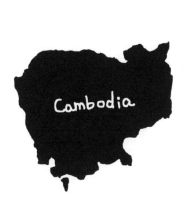

Cambodia

アンジェリーナ・ジョリーと「最初に父が殺された」

アンジェリーナ・ジョリー監督の映画，「最初に父が殺された（First They Killed My Father)」を観た。アカデミー賞外国語映画賞のカンボジア代表に選ばれたというこの「カンボジア映画」は，2017年2月にカンボジアの観光地，シェムリアップでプレミア公開され，その後いくつかの映画祭で上映された後，同年9月からNetflixで世界同時配信された。ぼくもNetflixに加入して映画を観た。

　本作品は1970年代のポル・ポト派によるプノンペン侵入と市民の追放，田舎への強制移住と強制労働，そして虐殺をテーマにした作品だ。原作者はポル・ポト政権下で子ども時代を過ごし，生存したカンボジアの女性，ルオン・ウンが2000年に発表したノンフィクションである。出演者のほとんどはカンボジア人で，劇中の言語もカンボジア語（クメール語）だ。撮影もカンボジアで行われたという。

　非常にパワフルな映画で圧倒される。また女性的な作品でもある。「女性的」というのは原作者，監督が女性で主人公も女性であるから，視点が女性の目線になる，ということもある。しかし，それだけではない。映像のつくり方も女性的なのだ。残酷な映画なのに，映像が美しい。露骨な暴力シーンがそんなに多くないのに（皆無なわけでは，ない），暴力や戦争の残酷さがジワジワと伝わるような作品のつくり方をしている。男目線だともっと直接的な暴力描写になるような気がする。

　ポル・ポト時代のカンボジアを描写した映画としては，ジャーナリストのシドニー・シャンバーグを描写した，ローランド・ジョフィ監督の「キリング・フィールド」（1984年）が有名だが，「最初に父が殺された」もこれに勝るとも劣らない作品といえるだろう。

アンジェリーナ・ジョリーとカンボジア

アンジェリーナ・ジョリー（1975年〜）はアメリカの女優だが，これまでも長い間カンボジアにコミットしてきた人だ。父親はやはり俳

優のジョン・ヴォイト（1938 年〜）。ダスティン・ホフマンと共演した「真夜中のカーボーイ」（1969 年）や，トム・クルーズ主演の映画「ミッション・インポッシブル」（1996 年）での演技が印象的だった（何の役をやっていたかは，見てのお楽しみだ）。

　母親も女優だったが，卵巣腫瘍のために死去している（1950 〜 2007 年。享年 56 歳）。娘のアンジェリーナも乳がんや卵巣がんの発がん性を高める遺伝子 "BRCA1" 変異をもつため，予防のために両側乳腺切除術を受けた。ブラット・ピットと結婚し，そして破局に至ったことも有名だ。

　アンジェリーナ・ジョリーとカンボジアの縁は深い。きっかけは「トゥームレイダー」（2001 年，ぼくは未見）の撮影で 2000 年にロケ地のカンボジアを訪れたことだという。この頃から人道支援，慈善事業に関心を高め，2001 年には国連難民高等弁務官事務所（UNHCR[*1]）の親善大使に任命され，2012 年には特使にも任命された。

*1
UNHCR : Office of the United Nations High Commissioner for Refugees

　ちなみに親善大使（goodwill ambassador）とは著名人などが任命されて国際問題への注目を集めてもらうのが仕事なのだそうだ。たとえば，アメリカの女優のニコール・キッドマン，エマ・ワトソン，アン・ハサウェイが国連女性親善大使に任命されている[1]。

1)

　特使（special envoy）はより個別な問題に取り組むために任命される役職で，親善大使よりもより大きく，国際問題にコミットした存在といえよう[2]。

2)

　さて，そのアンジェリーナ・ジョリーだが，国連特使としてだけでなく，さまざまな形でカンボジアにコミットしてきた。

　たとえば，カンボジア人など複数の孤児を養子として受け入れている[3]。このような経緯を経ての，今回のカンボジアでの映画製作だったのだ。単に商業的な成功を目指したというよりも，カンボジアの悲惨な歴史を国際社会に理解してもらいたい，さらなる支援につなげたいという意図があるのだろう。

3)

　最近も，アンジェリーナ・ジョリーはカンボジアを訪問している。新型コロナのワクチン接種率が高いカンボジアを，「安全な観光地」

としてアピールする効果を期待して，とのことだ[4]。

4)

カンボジアと新型コロナ

確かに，カンボジアは新型コロナの被害が相対的には少ない。これまで２回の「波」がやってきたが，うまく抑え込んでいる。死亡者も３千人程度。人口 100 万人あたりの死亡者は 178 人で，日本の 222 人よりも低い（2022 年 3 月 30 日）（図 1）。それには，いろいろな理由はあるだろうが（後述）。

　カンボジアのコロナワクチンの普及率は高い。3 回目のワクチン，ブースターについても，世界平均はおろか，先進国の日本よりも高い接種率だ（図 2）。プノンペンのサンライズジャパン病院院長だった林祥史先生によれば，カンボジア政府の力が強く，ワクチン接種を義務化したために接種率が高いそうだ。ちなみに，カンボジアでは 2回の接種を主に中国のシノバックを用いていたが，効果が低いことがわかって 3 回目からはメッセンジャー RNA ワクチンを用いているそうだ（後述）。

　ぼくも知らなかったのだが，COVAX ファシリティでも中国製のシノバックを提供していたそうだ。他にもアストラゼネカのメッセンジャー RNA ワクチンや，ジョンソン＆ジョンソンのワクチンも

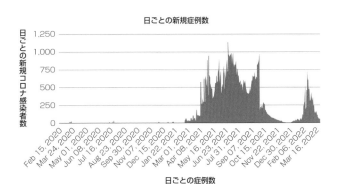

図 1　カンボジアにおける日ごとの新規症例数
（Worldometers.info の 2022 年 3 月 30 日の Coronavirus Cases を改変）

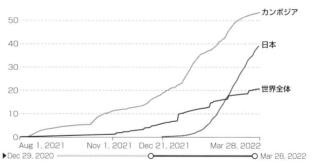

図2　100人あたりのCOVID-19ワクチンのブースター接種回数　投与されたワクチンブースターの総数を，国民の総人口で割ったもの。ブースター接種とは当初のワクチンプロトコルで規定された量を超えて投与されるワクチンのことである。

(2022年3月のOur World in Dataの図を改変。Our World in Dataのデータに基づく)

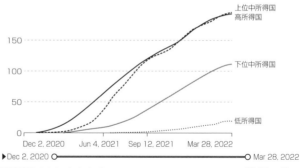

5)

図3　所得別100人あたりのCOVID-19ワクチンの接種回数　すべての接種（ブースターを含む）について，投与ごとに1回として計上。

注：国の所得層はWorld Bankの分類に基づく。

(2022年3月のOur World in Dataの図を改変。Our World in Data, World Bankのデータに基づく)

6)

7)

COVAXを通じて提供されていたらしい。中国がCOVAXに自国産のワクチンを提供していたことも初めて知った。世界保健機関（WHO）の依頼を受けてのこと，だそうだ[5,6]。

　いっとき，カンボジア政府は中国のワクチンは使わない，と宣言していたが，最近の報道では小児に対するワクチンなどは中国製を用いているようだ[7,8]。

8)

コロナのワクチン普及率は，ざっくりとその国がリッチか，否かで決まる（図3）。高所得国（いわゆる先進国）と低所得国（いわゆる途上国）では明確な差ができている。カンボジアは低所得国にもかかわらず，高いワクチン接種率を達成し，観光立国としてアピールしているのだ。

とはいえ，アンジェリーナ・ジョリーの努力にもかかわらず，世界的には，カンボジアの知名度は必ずしも高いとは言い難い。だからこそ，彼女は努力しているのだろう。日本においてもカンボジアは注目度の低い国だ。たとえば，皆さんは過去1か月間，カンボジアについての報道を1つでも耳にしただろうか？

アンジェリーナ・ジョリーとぼくが注目するカンボジアとは？

カンボジアはインドシナ半島に位置する国だ。インドシナとはインドシナ半島，つまり，中国とインドに挟まれた半島のことで，ここを植民地にしたフランス人がインドと中国，Indochine と呼んだことから，こう名づけられたという。半島は現在でいうベトナム，ラオス，カンボジア，タイ，それからミャンマーの一部から構成されているが，フランス領だったベトナム，ラオス，カンボジアのみを指して「インドシナ」と呼ばれることもある。

地図で見ると，中国とインドの間にインドシナ半島があり，西に大きくタイがある。左を向いた象のような形の国で，その「鼻」にあたる部分はタイ湾を包むように位置している（図4）。インドシナ半島の東には，南シナ海に面した長い国，ベトナムがあり，ベトナムの隣にやはり長い国のラオスがある。その南に，タイ，ラオス，ベトナムに囲まれるようにカンボジアがある。

いわゆる，「東南アジア」のなかでも，インドシナ3国は日本から見たら，少し「遠い」印象を受けるのではないだろうか。東南アジア諸国連合，いわゆるアセアン（ASEAN）加盟国のなかでも，日本から心理的距離が近いのはフィリピン，インドネシア，シンガポール，マレーシアといった島国と，それからタイなのではなかろうか。

インドネシアのバリ島とか，フィリピンのセブ島，タイのプーケッ

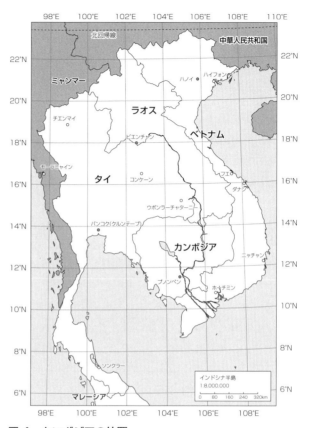

図4　カンボジアの位置

トなどは観光地としても有名だし，何しろ経済規模が違う。外務省の資料[9]によると，2020年の名目国民総生産（GDP）でASEANトップがインドネシアの1兆584億米ドル，次いでタイ（5,018億米ドル），フィリピン（3,615億米ドル），シンガポール（3,400億米ドル），マレーシア（3,367億米ドル）である。

　一方，インドシナ3国ではドイモイ政策などで経済成長したベトナムこそ2,712億米ドルと，ASEANのなかでもリッチな国の側にいるが，カンボジアは253億米ドル，ラオスは191億米ドルと，ASEAN加盟国のなかでダントツに貧しい。人口1人あたりのGDP

表1 名目GDP（2020年）

	名目GDB（億米ドル）	構成比（%）	
		対世界	ASEAN内
ブルネイ	120	0.0	0.4
カンボジア	253	0.0	0.8
インドネシア	10,584	1.2	35.3
ラオス	191	0.0	0.6
マレーシア	3,367	0.4	11.2
ミャンマー	762	0.1	2.5
フィリピン	3,615	0.4	12.0
シンガポール	3,400	0.4	11.3
タイ	5,018	0.6	16.7
ベトナム	2,712	0.3	9.0
ASEAN	30,022	3.5	100.0
日本	50,486	6.0	
中国	147,227	17.4	
韓国	16,305	1.9	
世界計	847,056	100.0	

〔アジア大洋州局地域政策参事官室．目で見るASEAN─ASEAN経済統計基礎資料─，令和3年8月（外務省）のp.4の表（https://www.mofa.go.jp/mofaj/area/asean/）を加工して作成。データはWorld Bank, World Development Indicators databaseによる〕

表2 1人あたりGDP（2020年）

	1人あたりGDP（米ドル）
ブルネイ	27,466
カンボジア	1,513
インドネシア	3,870
ラオス	2,630
マレーシア	10,412
ミャンマー	1,400
フィリピン	3,299
シンガポール	59,798
タイ	7,189
ベトナム	2,786
ASEAN	4,500
日本	40,122
中国	10,500
韓国	31,489
世界平均	10,926

注：1人あたりGDPは，名目GDPを人口で除して当室で試算。
〔アジア大洋州局地域政策参事官室．目で見るASEAN─ASEAN経済統計基礎資料─，令和3年8月（外務省）のp.5の表（https://www.mofa.go.jp/mofaj/area/asean/）を加工して作成。データはWorld Bank, World Development Indicators databaseによる〕

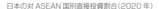

日本の対ASEAN国別直接投資割合（2020年）

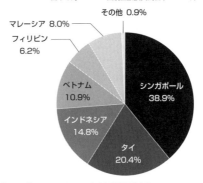

図5　日本の東南アジアにおける直接投資割合　日本の対ASEAN直接投資先は，シンガポール，インドネシア，タイの占める割合が高い。2020年はインドネシアが平年水準に戻り〔9,187億（2019年）→3,499億（2020年）〕，3位に。〔アジア大洋州局地域政策参事官室．目で見るASEAN―ASEAN経済統計基礎資料―．令和3年8月（外務省）のp.15の図（https://www.mofa.go.jp/mofaj/area/asean/）を加工して作成。データは財務省統計による〕

（2020年）でいっても，ベトナムは2,786米ドル，カンボジアが1,513米ドル，ラオスが2,630米ドルだ。ASEANでカンボジアよりも1人あたりGDPが低いのはたびたび軍事政権になっているミャンマーだけである（1,400米ドル）。

　よって，日本が東南アジアでビジネスを展開するときも，こうしたASEANの「リッチな」国が対象となることが多い。日本の直接投資割合ではトップがシンガポールの38.9%，次いでタイ（20.4%），インドネシア（14.8%），ベトナム（10.9%），マレーシア（8.0%），フィリピン（6.2%）である。残りは「その他」（0.9%）なのだが，カンボジアはここに埋没している（図5）。

　人的交流でも，日本からASEAN諸国への訪問で最も多いのはタイで30.1%だが，カンボジアは3.8%，ASEAN諸国「から」日本への訪問でも，やはりタイが最多で32.8%，カンボジアは0.7%にすぎない（図6）。

　確かに，カンボジアには有名な観光地アンコール・ワットもあり，知る人ぞ知る，の人気スポットではある。いくつかのビジネス本も発

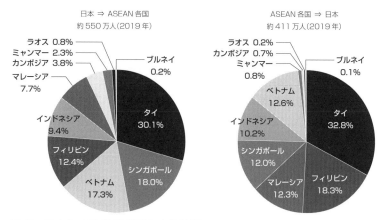

日本 ⇒ ASEAN 各国
約550万人（2019年）

ラオス 0.8%
ミャンマー 2.3%
カンボジア 3.8%
マレーシア 7.7%
インドネシア 9.4%
フィリピン 12.4%
ベトナム 17.3%
シンガポール 18.0%
タイ 30.1%
ブルネイ 0.2%

ASEAN 各国 ⇒ 日本
約411万人（2019年）

ラオス 0.2%
カンボジア 0.7%
ミャンマー 0.8%
ベトナム 12.6%
インドネシア 10.2%
シンガポール 12.0%
マレーシア 12.3%
フィリピン 18.3%
タイ 32.8%
ブルネイ 0.1%

図6　日本と ASEAN 各国の人的交流
〔アジア大洋州局地域政策参事官室，目で見る ASEAN ― ASEAN 経済統計基礎資料―，
令和3年8月（外務省）の p.19 の図（https://www.mofa.go.jp/mofaj/area/asean/）を
加工して作成。データは日本政府観光局（JNTO）統計，法務省出入国管理統計による〕

　行されていて，これから急成長する（かもしれない）東南アジア進出
先の「穴場」でもある。
　が，日本からみてカンボジアは決して「近い」国ではない。カンボ
ジアへの飛行機の直行便もなかった（2016年から ANA の成田―プ
ノンペン便ができた。が，COVID-19 のために運休中）。だから，往
時は，かの地に行くにはタイやベトナム経由などで，少なくとも10
時間以上かかっていた。
　日本人のカンボジアについての知識も，概ね乏しい。どんな民族が
どんな歴史をもち，現在どのような国になっているか，そういった基
本的知識をもつ日本人は少数派に属するだろう。
　カンボジアはぼくらにとって，とても「遠い国」なのである。
　しかし，世界からも日本からも注目されていない国に，アンジェ
リーナ・ジョリーは注目する。ぼくも注目している。なぜか？
　カンボジアとその医療について考える本書で，その理由を説明す
る。
　その前に，まずは難民の話をする。

ウクライナの難民を考えながら，
カンボジア難民問題を振り返る

ぼくがカンボジア難民を考えるようになったきっかけ

今ではもう，ほとんどテレビを見ることはなくなったが，ぼくも子どもの頃はテレビっ子だった。1971年生まれなので，おそらくは70年代後半から80年代前半くらいまでだろうか。かじりつくように，特撮番組やアニメ，お笑い番組なんかを見ていたように思う。

だから，当時のCMとかもわりとよく記憶しているのだけれど，そのなかに「カンボジア難民」についてのCMがあった。

当時はカンボジアがどこにあるのかも，「難民」とは何なのかも知らなかった。今と違って，インターネットもなかったから，何かを知らないからといって，すぐに検索できる時代でもなかった。

何よりぼく自身，正直言って国際政治や歴史には何の関心もなかった。海外にはかわいそうな人たちがいるんだなあ，くらいなことは考えたかもしれないが，ぼくも当時は自分がいじめられたり，あるいは将来の人生に大きな不安を抱えていたこともあって，まあ，要するに「自分のことで精一杯」であった。他者の，ましてや国外の他人に思いを馳せる余裕は全くなかった。

そもそも，当時住んでいた島根県は日本のなかでもかなり孤立した「陸の孤島」で，海外はおろか，日本の都会の情報すら迅速には入ってこなかった。ぼくが住んでいた人口1万弱の小さな町内では海外旅行に行く人も稀有で，外国のことは，今で言えば地球の外の出来事のような感すらあった。もっとも，これは単純にぼくの意識が低かっただけで，住んでいる場所とか環境は言い訳にすぎなかったのかもしれないけれど。

このCM，いったい，なんのためのCMだったのだろう。政府系の広告だったのか，国連関係の広告だったのか，そのへんも全く覚えていない。ただ，「カンボジア難民」という単語だけが記憶に残っている。

12

当時のぼくにとって，カンボジアといえば「難民」だったのだ。

気になったので「カンボジア難民」，で YouTube とかで検索してみた。しかし，このときの CM はみつからなかった。

ネットでさらに検索すると，カンボジア難民とは，70 年代後半からの「インドシナ難民」の一部をなすのだという。インドシナ三国，すなわちベトナム，ラオス，カンボジアの 3 か国から発生した難民のうち，カンボジアから発生した難民が「カンボジア難民」ということなのだそうだ。

さて，そのカンボジアの「難民」だ。これは 1975 年にポル・ポトたちのクメール・ルージュ（後述）がプノンペンを占拠し，民主カンプチアという国家をつくったために発生した難民だ。

さらに 1979 年，中国とベトナムの戦争（中越戦争）によってベトナムからも大量の難民（主に中国系ベトナム人）が発生した。ベトナム脱出の手段としては船が使われ，こうして脱出した人たちを「ボート・ピープル」と呼んだ。「ボート・ピープル」も，少年時代にニュースでよく耳にしたキーワードだ。

なお，フランスの植民地だったラオスは 1953 年にラオス王国として独立したが，ベトナム同様，アメリカとソ連・ベトナムとの東西陣営に分かれて内戦が発生，社会主義国として「ラオス人民民主共和国」ができたのは 1975 年のことである。

しかし新政権による，旧政権側の人間に対する粛清が発生，これを逃れるためにやはり大量の難民が発生した。このことはフォトジャーナリストの安田菜津紀さんの記事に詳しい[10]。

10)

日本の積極的な「カンボジア難民」対策

ぼくにとってはちょっと驚きだったのは，日本はこのときのインドシナ難民対策に積極的に関与していたことだった。

なぜ驚いたかというと，ぼくは日本という国は昔から難民対策には消極的で，一度として積極的になったことはない，と思い込んでいたからだった。

Wikipediaによると，1979年に日本政府は難民定住に取り組み，兵庫県の姫路市や，翌年には神奈川県の大和市に難民定住促進センターを設置して日本語教育，定住促進，就職の斡旋などを行った。受け入れた難民は1万1千319人である。これはアメリカの82万3千人などと比べると少ないが，ドイツ，イギリスの1万9千人とはそう大差がない[11]。

これこそが，日本が近現代になって最初に行った難民受け入れ事業だった。

大和市？　そういえば，大和市には小林国際クリニックがあった。小林国際クリニックの小林米幸先生は，日本にいる外国人診療をサポートするため，大和市で開業されている。AMDA創設メンバーの1人である。

AMDAの前身はアジア医師連絡協議会であり，The Association of Medical Doctors of Asia の頭文字をとってAMDA（アムダ）と命名された。

島根の医学生時代，ぼくは「世界のどこに行っても通用する医師」になりたくて，しかし，どうやったらよいのか全くわからないままで，AMDAという存在を知った。それで，エイズを勉強していた友人たちと関東遠征（？）に行って，そのとき訪問したのが小林国際クリニックである。確か，1996年くらいのことだったと記憶する。

当時小林先生はAMDAの副代表だった。同じく副代表だった，長崎大学熱帯医学研究所にいらした感染症の専門家，高橋央先生に（将来に関する漠然とした不安について）お話をうかがったのも，この頃だった。

そのときは知らなかったのだが，今回調べてわかったのは，AMDA設立のきっかけも「カンボジア難民」だったということだ。1979年，タイにあるカンボジア難民キャンプに赴き，支援活動をしようというのがきっかけだったのだが，結局キャンプの場所すらわからず，何もできずに帰国した医学生有志の活動が，1984年に設立されたAMDAの原点だったのだという[12]。

医学生の多くは人の役に立ちたくて，何かがしたい。が，現実には

12)

ほとんど何もできない。自分自身の体験も重ね合わせてそう思う。しかし，AMDA の創設メンバーはこのときの苦い体験を糧にして，現在もアジアの人々に医療サービスを提供し続けている。

　閑話休題。カンボジア（インドシナ）難民の話だった。

　なぜ，1970 年代のインドシナ難民「だけ」日本が大量に受け入れたのか，明確な理由はわからない。荻野剛史によると，それは「狙ってやった事業」というよりも，なし崩しにそうなった結果であるようだ[13]。

　ボート・ピープルとして日本に到着した大量の難民たちを，当時の日本は混乱したインドシナに送り返すことができなかった。そこで，宗教団体など民間事業が用意した「一時滞在施設」で生活させていた。これを政府が事後的に，おそらくは「なし崩し的に」難民を受け入れることにした。

　ボート・ピープルの多くはベトナム人であった。世界的にベトナム戦争への注目と反戦運動が広がっていたこともあり，こうしたボート・ピープルを邪険に扱うことが世論的にも認めづらかったのかもしれない。

　実際，日本での難民定住を認めることは当初はほとんどなく，1978 年で 3 人，1979 年で 2 人しかいなかった。これが徐々に定住への受け入れ態勢を整備したり，受け入れ枠を拡大（のちに定住者数の上限は撤廃）するなどして，ゆっくりと難民受け入れがなされていったらしい。

　インドシナ難民以降の日本への難民は「条約難民」と呼ばれる。いわゆる「難民条約」に基づく，難民認定がなされた難民を指す。

　しかし，日本の条約難民は非常に少ない。管轄する法務省の難民認定のハードルがきわめて高いためである。条約難民認定は 1982 年から行われてきたが，2004 年までに 3 千 554 人が難民申請を行い，そのうち難民と認定されたのが 330 人だけだった。

　ドイツやカナダでは難民申請者の受け入れ割合は 40％程度，イギリスでは 30％だが，日本のそれはわずかに 0.2％だ[14]。2017 年前半

14)

には 8 千 561 人が難民申請を行ったが, そのうち受け入れられたのはわずか 3 人だった[15]。その後, 2018 年以降は 42 人, 44 人, 47 人と若干, 受入人数は増えたが, 世界的なレベルからいえばまだまだ受け入れはされていないのが実情だ。

ちなみに, 日本が 44 人を受け入れた 2019 年, ドイツは 5 万 3 千 973 人, アメリカは 4 万 4 千 614 人, フランスは 3 万 51 人, カナダは 2 万 7 千 168 人, そしてイギリスは 1 万 6 千 516 人の難民を受け入れている[16]。メキシコとの国境に壁をつくり,「アメリカ・ファースト」な政策をとっていたトランプ政権下でも, これだけの難民を受け入れていたのだ。

難民申請中の滞在における人権問題も注目されている。出入国在留管理庁（いわゆる入管庁）がこれを管轄するが, 難民・移民申請中の外国人に対し, 入管職員が大きな権限をもっているため, 暴力や暴言, 医療行為へのアクセスの制限などが行われると聞く。スリランカから移住を求め, 難民申請を行ったこともあるウィシュマ・サンダマリさんが名古屋の入管施設で 2021 年 3 月に死亡した事件も, その 1 つだ[17,18]。

なぜ, 日本では難民認定がこれほどまでに厳格なのか。「就労目的による難民認定申請を防止するため」,「難民の定義が狭いため」といった法務省や入管庁の説明がなされているが, これは「では, なぜ就労目的の難民申請はだめなのか」,「なぜ, 難民の定義が狭いのか」という新たな疑問が生まれるだけだ。「説明にはなっていない」とぼくは思う[19]。

ぼくの推測だが, 日本はこれまで長い間「単一民族国家」としての意識が強かった。あくまでも「意識」の話で, 日本が単一民族国家である, と申し上げているわけではないことには注意してほしい。日本は歴史上, 多くの大陸からの渡来人が移住しているし, 琉球人やアイヌ, その他多くの民族が実際には住んでいるのだけれど, 多くの日本人, そして政治家や官僚たちも「日本は単一民族国家だ」と主観的には感じているようにぼくにはみえる。

そのような「主観的には単一民族国家」な所に, 外国人がたくさん

入ってくるのはイヤだ。特に「危ない国」からの難民はゴメンだ。こう思っている人が多く，そのような世論に阿っている政治家や官僚がいる。この辺がことの真相ではなかろうか，とぼくは推測する。もちろん，こんな話，誰も認めはしないと思うけれども。

「外国人が入ってくると治安が悪くなる」，「雇用が脅かされる」といった，わかりやすい，もっともらしい説明もよくなされる。どんなに差別をする人でも「私は差別主義者ですよ」とはカミングアウトしないものだ。

本稿を執筆している最中，ロシアがウクライナに軍事侵攻を行い，2022 年 3 月の時点で，300 万人ともいわれる大量の難民が発生している[20]。国内も含め，避難を必要とする人々は 1 千万人にものぼるという[21]。

これを受けて岸田文雄首相と日本政府はウクライナ難民の受け入れを積極的に行うと表明した。3 月 13 日時点で 14 人が日本に避難民として入国している。報道によると「就労可能な在留資格」を付与し，情勢が好転しない限りは在留資格の更新を認めるが，永住可能な難民認定とはしないらしい[22]。

慢性的な問題には注力しないけれど，急性期の問題は無視できない。我々にはそういう傾向がある。

2009 年の新型インフルエンザ問題のときも，神戸市で初めて国内感染者がみつかってから，新聞は毎日一面トップで「今日の感染者は○人」と報道し続けた。が，のちに感染者数が増えに増えてからは，数を数えることに関心を失って報じなくなってしまった。「少ないときは熱心に報じるが，数が増えて（もっと問題が深刻になると）関心を失う」のは，メディアの性向であるし，そのメディアを活用する我々自身の性向だ。

急性的なインドシナ難民（カンボジア難民）の問題に日本政府は前向きに取り組まざるをえなかった。おそらく世論もそれを後押ししたのだろう。今回のウクライナでの戦争と難民も，世界が注目する急性問題だ。こうした世論が前向きなときは，日本政府も難民受け入れに積極的にならざるをえない。日本は史上，2 度めの難民受け入れ期を

迎えている。

　別に，日本政府を揶揄しているのではない。そうした日本政府の態度を形成しているのはほかならぬ，国民の我々自身なのだから。このウクライナの問題も，大量の難民が日本にやって来て，問題が長期化，慢性化したら「やはり受け入れは嫌だ」という論調が出てくるかもしれない。特に，自分が住んでいる場所での受け入れセンターの設置には住民の反対運動が起きたりしかねない。NIMBY というやつだ (not in my backyard)。

　もちろん，ぼくのちょっと皮肉なこういう見方は間違いで，日本政府と日本国民の難民受け入れ態度はこれを機に大きく転換する可能性もある。ぼくの見解が間違っていることを，ぼくは心から願っている。

1920 年代のロシア飢饉における難民

近代史は巨大戦争の歴史でもあり，その戦争がもたらした難民の歴史でもある。

　国際社会で難民が初めて問題視されたのは，1920 年代のロシア飢饉における難民だといわれている。

　1920 年代ロシアではロシア革命後の混乱から大量の難民が発生した。第一次世界大戦で疲弊していたロシアでは 1917 年に十月革命が発生し，レーニンによる新政権（ボリシェヴィキ）が誕生する。そのとき，ドイツとブレスト＝リトフスク条約を締結したボリシェヴィキはバルト三国，ベラルーシ，ウクライナなど広大な地域をドイツに割譲する。しかし，このことでソビエト連邦は国際的に孤立し，ボリシェヴィキに不満をもつグループとの内戦が発生した。国内での混乱が続くなか，ヴォルガ川流域の地帯が極端な凶作となり，飢餓と難民が発生したのだ[23]。

　このとき，ノルウェー出身の科学者で探検家だったフリチョフ・ナンセンは，国際連盟難民高等弁務官としてロシア難民救済のため，国際支援を訴えた。しかし，国際社会の支持を得られず，結局，数百万人が餓死したといわれている（死者数には諸説あり）。当時の西側諸

23)

国はソビエト連邦の共産主義に危機感を抱いていたので，援助に消極的だったという見解もある。

その後，ナンセンは 1922 年からのウクライナの飢饉（ホロドモール，後述）に苦しむ人々をカナダに移住させることに取り組んだりして「難民の父」といわれ，ノーベル平和賞を受賞した。

ナチスドイツ下では大量のユダヤ人難民が発生し，そのユダヤ人が住まう場所として建国されたのがイスラエルだ。そのイスラエル建国をきっかけとして，多くのパレスチナ人が難民となった。難民問題の連鎖である。最近ではミャンマーのイスラム系少数民族，ロヒンギャへの暴行，虐殺や難民化が問題になっている。ウクライナとロシアの戦争で，21 世紀もまた「難民の世紀」になってしまうのだろうか。

国連難民高等弁務官事務所（UNHCR）

アンジェリーナ・ジョリーが特使に任命された国連難民高等弁務官事務所（UNHCR）は世界中が抱える「巨大な難民問題」に特化した国連機関だ。1991 ～ 2000 年に緒方貞子氏が高等弁務官を務めていたことで知られている。

余談だが，ぼくが 2003 ～ 2004 年に北京で診療していたとき，UNHCR の依頼で脱北してきた北朝鮮人の健康診断をしたことがあった。この人物は不幸にも難民認定はされず，本国に強制送還されたと聞いた。送還後の彼の運命を思うと，自分の健康診断（という診療行為？）は一体何だったんだろう，と歴史という大河の水の一滴にすぎない自分の無力を嘆いたものだ。

中国は 1951 年の難民会議で北朝鮮からの「難民」を本国への送還を禁じる旨，調印している。しかし，実際には多くの「脱北者」は本国へ強制送還されている。「難民認定しない」というやり方を使えば，言い抜けることができるからだ。まあ，日本と同じロジックを使っているのだけれど。

UNHCR のような国連組織はこうした脱北者を難民認定し，難民を（リベンジされる可能性が高い）本国へ送り返さぬよう要請している。

しかし，UNHCR が各国にできるのは「要請」だけだ。執行力，強

制力はない。よって,「難民」の本国強制送還という政治的な悲劇が現在も起きている[24]。

たとえば,北朝鮮からの難民発生は日本でも将来発生するかもしれない,リアルなシナリオの1つだ。ウクライナの難民を受け入れた以上,北朝鮮の難民は受け入れないというロジックは通りにくい。

ロシアが起こした戦争がどのくらい世界に拡大していくかは,素人のぼくには予見しようもないが,今後,再び難民の連鎖が生じないとも限らない。日本は難民問題を直視し,対応する覚悟を決める必要があるのかもしれない。

なぜ,今,カンボジアなのか

10年以上前からカンボジアのことをまとめて本にしようと思っていた。何度もカンボジアを訪れてきたからだが,これではちゃんとした説明になっていない。では,なぜぼくがカンボジアを訪問するのか。そこまで遡らなければならない。

「なぜイワタがそのような本を書くのか。そして,そもそもイワタはなぜカンボジアに行くのか」。あくまでも個人的な話なので,興味のない人は読み飛ばしていただいてもかまわない。

なぜイワタがカンボジアに行くのか。個人的な話

話はぼくの生い立ちにまで遡らなければならない。

ぼくは島根の片田舎,現在は松江市に併合されているが,当時は宍道町という,人口が1万人あるかないかの小さな町で育った。生まれたのは1971年(昭和46年)のことだ。

地元の公立小学校と中学校を卒業し,松江市の県立高校を卒業し,そして同県出雲市にある島根医科大学に入学した。要するに,ずっと島根で生まれ育った生粋の島根人だ。

当然,世間知らずなのだが,それがゆえに「世間知らずである」という自覚はできた。島根でずっと生まれ育って,「世界のことはわかっている」とゴーマンかますバカはいないだろう。後衛の位置にあ

る，という自覚は十分にある。その後ろっかわにある場所が，「俺は世界のことがわかっている」と勘違いすることは難しくする。たとえば，日本の大都会に住んでおり，そこで世界が完結していれば，他の世界，自分の世界の境界線の外の世界には容易に無関心になれる（そういう日本人も多いだろう）。しかし，逆説的だが，「自分は世界の中心にいない」という自覚を強烈にさせた辺境の地だからこそ，境界線の外には常に意識的でいずにはいられなかった。

「常にわかっていない人」，という自覚はその後の人生でとても役に立つことになるが，もちろんその頃はそんなことは，知らない。

サッカー部に入ったのは小学校2年生のときだ。理由は思い出せない。まだ漫画の「キャプテン翼」（高橋陽一，集英社）が人気になる前の話で，もちろんJリーグのようなプロサッカー・リーグもない時代だ。日本はサッカーのワールドカップに出たこともなく，サッカーは，現在でいえばハンドボールのようなマイナースポーツだった（ハンドボール・ファンの方，ごめんなさい）。

当時は少年スポーツといえばなんといっても野球だったのだ。子どもがテレビでみるスポーツは野球と相撲であり，だから「巨人，大鵬，卵焼き」などという言葉も生まれたのだ。巨人，大鵬，卵焼きも知らない人のほうが多いですかね。

ところが，なぜか当時の宍道小学校ではサッカーが人気で，サッカー部に入学する生徒が多かった。野球部はなかった。とはいえ，宍道中学校にはサッカー部がなかったので，我々で陳情してつくった。この頃から「ないものを創る」のは得意だった。我々の学年で創設したので，1年生からレギュラーになれるというありがたいサッカー部だった。同じ理由で，対外試合は必ず大敗するというチームでもあったが。小学校で人気のサッカー部が，中学になかったというのはいかにも非合理な話だが，この話はどうでもよい。

問題は，ぼくが小さな頃からサッカーにハマりまくったことである。「いわゆる」運動神経を全く欠いており，選手として大成する可能性が皆無だったにもかかわらず，大学を卒業するまでサッカーは続けた。が，ぼくのプレーのこともどうでもよい。

　問題は……そのハマったサッカーがもたらした世界観だ。

　サッカー部に入ったのが 1979 年だろうか。まさにインドシナ難民問題が世界を揺るがせていた時期なのだが，田舎の小学校でボールを蹴っていた小学 2 年生はそんなことは知らない。のほほんと，平和な世界にどっぷり浸かって暮らしていた。

　当時，サッカーにおける歴代最高の選手といえばブラジルのペレだ。今でこそ，「歴代世界最高の選手は誰だ？」問題は激論のタネになるが，1970 年代にはそのような議論はほとんどなかった（たぶん）。「サッカーの神様」，ペレの独壇場だったからだ。少なくとも，ぼくは小学生のとき，そう教わった。

　そのことが小学生のぼくに与えたインプレッションはとても大きい。

　ぼくは世間知らずの田舎者だったので，世界のことなんて何も知らなかった。時事にも興味はなかったし，ニュース番組を見る習慣も新聞を読む習慣ももっていなかった。中央公論も朝日ジャーナルも読まなかった。だからぼくが知っている「世界」といえば，サッカーの世界であり，サッカーの世界が世界のすべてだった。

　しかし，今振り返ると，サッカーから世界をみるというイニシエーションはぼくの人格形成にとても大きな影響を与えたように思う。自分でいうのもなんだけど，それはよい影響だった。もちろん，結果論だが。

＊2
BRICs：Brazil, Russia, India, China

　ペレは黒人だ。ブラジルは，今でこそ BRICs^{＊2} という経済発展を果たした国として知られており，近年ではサッカー・ワールドカップやオリンピックまで開催したが，70 年代のブラジルというと軍事政権や不景気，犯罪が多いなど，よいイメージは少ない国であった。加えて，地球の裏側であり，とにかく日本からみれば，遠かった。

　そもそもこの時代，海外に行くということ自体が庶民的には非現実的な夢だった。ダイヤモンド社が『地球の歩き方』を刊行したのが 1979 年，プラザ合意で円高が進むのが 1985 年，バブル経済で株価が高騰し，海外で日本人旅行客がブランド品を買い漁って顰蹙を買うのが 1980 年代後半以降，航空法が改正され，いわゆる「格安航空券」

が売られるようになるのが 1994 年以降のことである。

電子メールもインターネットも，当然ソーシャルメディアも存在しない。1970 年代の島根の一般家庭に育った小学生にとって，「海外に行く」のは現在の目でみれば，まるで「宇宙旅行をする」かのような，非現実的な夢であった。

そんななかでのサッカーである。すでに述べたように当時はサッカーといえば海外である。世界の頂点はブラジルであり，西ドイツであり，アルゼンチンであり，イタリアであった（それぞれ 1974 年，1978 年，1982 年のワールドカップ優勝国）。当時のサッカーは南米とヨーロッパが一番盛んであり，また強かった。アメリカや中国はサッカー後進国だった。人種もさまざまであり，白人も（ペレのような）黒人も活躍していた。サッカー強豪国にはポーランドやソ連，ハンガリーといったいわゆる東側の国もあった。

ある世代の人にとってアメリカは敵国であり，戦争の相手であり，敵意の対象であった。その後の世代の人にとっては，アメリカはとても豊かな国，あこがれの国であった。貧しかった日本に流れてくるアメリカの情報は，それはそれはリッチなものであったから。その後の高度成長期以降，バブルと呼ばれる時代の人々にとっては，アメリカは軽蔑の対象にすらなった。日本車のほうが優れている，日本の家電のほうが優れている。ものづくりは日本のほうが上だ。こうした優越感に浸ることができた時代だったのだ。今となっては「なんだったんだろう」という時代でもあったが。

ぼくにとってアメリカは，こうしたイメージのいずれにも該当しない。ただ，そこにある just another country，それがぼくにとってのアメリカ観である。ちょうど今の若者の感覚にちょっと似ているかもしれない。洋楽，ハリウッド，アメリカ留学があこがれの対象でなくなった，今の若者。

繰り返す。これが，ぼくが浴びた世界というシャワーである。外国人など見たこともない子どもが受けたファースト・インプレッションである。世界が相対化され，価値が相対化される。このようなイニシエーションを得たことはのちのちになって意義深かったことに気づ

く。逆に，こういう観念をもって大学医学部とかに入学したために，周囲の学生との価値のギャップを痛感せざるをえなかったわけだが。

　たとえば，ぼくが感じたのは「人種，肌の色は関係ないな」という感覚，実感であった。

　これは，知識ではない。知識の領域において人種差別は存在しない。誰だって「俺は人種差別主義者だ」という人はいない。

　しかし，差別は起きる。「差別はしないよ，差別はしないけど一緒に生活とか，仕事とかは，いろいろ困るよね」と各論的にためらうのである。差別をしてませんよ，なんて自己申告ほど意味のないものはない。

　知識としてではなく，観念としてのそれ。たとえば，小学生のぼくにとって，黒人とはペレであった。憧れと尊敬の対象であり，軽蔑の対象にはなりえなかった。国の貧富も関係なかった。ブラジルは政治的にも経済的にも問題を多々有する国だったかもしれないけれど，（当時）ワールドカップに一度も出たことがなかった国の少年からみたら，（当時）ワールドカップに3度も優勝していたブラジルは尊敬とあこがれの対象以外の何物でもなかった。この羨望がのちに「キャプテン翼」という人気漫画の一種のエートスをつくるのだけど。

　要するに，少年時代のぼくは全くの無知であった。無知であったのにもかかわらず，サッカーという非常に小さな，世界への窓をもつことが（偶然）できた。そのため，世界に対する意識のつくり方が（偶然）他の当時の平均的な日本人とは大きく異なるものとなった。カネがあるかないかである国家や人々を尊敬したり軽蔑したりする感覚はもちえなかった。貧しい国でも，いや，貧しい国だからこそサッカーが強いのだから。ボール1個あればできるサッカーにおいては，貧しさは低レベルを決定しない。

　ペレや，後年のスーパースター，マラドーナもそうだったが，多くの名選手が少年期に貧困を経験している。（トップレベルを目指すのなら）小児期から多額の投資を必要とするテニスやフィギュアスケートとは違うのだ。

　小学生のような理屈である（だって，小学生の理屈だから）。しか

し，理屈や知性はこと差別という問題に関する限り，有用性は乏しい。世界一頭がいいハーバード大学の医学校ですら，女性を入学させるのを 100 年も拒み続けたのである（女性入学者が認められたのは 1945 年である[25]）。当時のハーバードの言い分では，「女性を差別しているわけではない。ただ，女性は医師には向いていない」というものだった。1945 年に女性が入学を許されたのも，ジェンダー平等の観点というよりは，第二次世界大戦の影響で男性の志望者が減った，という実際的な問題のためであった。

　知性や知識は差別に案外，無力である。逆に「誰だっておんなじじゃん」という子どもの感覚は，抗差別装置としては，けっこう強いのである。

　余談だが（お気づきの方も多いと思うが，本書の多くは余談でできている），うちの娘たちを見ていても価値に対してはフラットなイニシエーションをしている。子どもたちが世界を観察し，インプットするときはまっさらなのだ。まっさら，というのは性善説でも性悪説でもなく，単に「フラットだ」という意味なのだけれど。

　しかし，そこで大人たちが余計な介入をする。これが実に不愉快な介入だ。

差別感情とは何だろう？

神戸市はインターナショナルな港町で，外国人がたくさん住んでいる。

　確かに，平清盛の時代は首都（福原京）だった時期もあったけれども明治維新の頃は寂しい村だった。和田岬（大輪田の泊があった）あたりは交通の要として栄えたようだが，国際都市としての神戸ができたのは明治以降の話だ[26]。しかし，明治維新以降，神戸市は国際的な港街として栄えた。そこに住んでいる人の多くはいわば「よそ者」で（ぼくもそうだけど），多くは日本人ではない。外国人が生活のなかにいるのは当たり前だ。

　神戸大学病院に赴任したとき，患者さんがお亡くなりになったときの霊安室にたくさんの宗教に合わせた配慮がなされているのに驚い

た。神戸市にはたくさんの宗教，民族，文化がある。仏教，キリスト教，イスラム教の三大宗教はもちろん，ユダヤ教，ジャイナ教，ヒンドゥー教など，多種多様な宗教がそこにはある。寺があり，神社があり，教会があり，シナゴーグがあり，モスクがある。

娘たちが通っている小学校にも外国籍の同級生が多い。そこで，好奇心旺盛な子どもたちがたくさんの外国の知識を学んでいる。オランダの知識，中国の知識，韓国の知識など。

あるとき，下の娘が韓国人の友人から韓国語を教わってきた。「韓国では終わりにニダニダっていうんだよ」。「そうなんだ。偉いねー。よく勉強したねー」。

ただそれだけのエピソードだったが，この話をある場所でしたら，かなり強い口調で非難された。「ニダ」というのは日本人が韓国人を差別する差別表現だからよくない，というのだ。

日本人が韓国人の口調を模倣して差別表現していることはぼくも知っている。そのような差別表現がよくないことも知っている。しかし，娘が友人から韓国語を教わったのは単純に好奇心からで，そもそも彼女に韓国に対する差別の感情はない。差別感情がない人の言葉を，差別表現と責めるのは，差別の観念をもつ第三者の大人たちだけだ。

いや，そのような無自覚な差別表現は無意識な差別感情を表現しているのだ，という主張も耳にしたことがある。なるほど，差別は知識の問題ではなく，心のなかの意識の問題で，その意識は自分でも自覚すらできていないことは，確かにあるだろう。

しかし，自分にも意識できていない差別感情（がもしあるとして）が，なぜ「あなた」にはそのような感情があると判定できるのだろうか。それは「あなた」の思い込み，勘違いにすぎないかもしれないではないか。

露骨な差別感情に基づく，露骨な差別表現は，容易に誰にでも判定できる。そこに歴史的な経緯があれば，差別表現をパッケージとし，形式化し，システムのなかで禁止することもできる。朝鮮人を「ちょん」と呼んだり，中国を「シナ」ということが差別表現として許され

ないのは，そのような露骨な差別感情に基づく差別表現を歴史的に感得，共有して，それをシステムのなかで禁じることに（多くが）同意したからである。

　しかし，娘が韓国人の友人から学んだ「ニダ」という表現には差別意識は隠されていない。そこに差別を見いだす人は，差別を本質ではなく形式で扱っているだけである。「いやいや，そこに日本人の差別意識が無意識のうちに隠されている」と主張する人には，「あなたはどんな特殊能力があって，うちの娘の無意識を判定できるのですか？親のぼくにも娘の無意識を正確には感得できないし，おそらくフロイト先生にだってそんなことできやしませんよ」と，怒りを込めて申し上げたい。

　上に挙げた理由で，日本では「シナ」という表現は，中国に対する差別表現としてパッケージ化されている。しかし，これは日本と日本人の中国，中国人差別の歴史が共有され，システムに組み込まれたからこそそうなのである。そのシステムの外にいる人にとっては，このような日本の「常識」は全く通用しない。

　よって，スペイン語では中国のことを「チナ（China）」というが，これは差別表現には当たらない。もちろん，スペインにも中国差別，アジア人差別は存在する。また，差別感情をこめて「チナ」と言うスペイン人が存在する可能性は否定しない。しかし，それとこれとは無関係な話であり，とにかくスペイン語の「チナ」には，歴史的に共有された中国差別感情はビルドインされておらず，システムとしてそれは差別用語として判定されえない。

　ニグロという言葉が黒人差別を内包する英語であることは，ほとんどの日本人が知っている。知っているから日本人も「ニグロ」という言葉は使わないし，ましてや黒人を指して使う人はほとんどいないだろう。

　しかし，スペイン語における「ネグロ（negro）」は中立的な「黒」を意味する単語にすぎず，それ以上でもそれ以下でもない。「ネグロ」という言葉を使ったスペイン人，あるいは南米その他のスペイン語話者を黒人差別主義者と断罪するのは明らかにやりすぎだし，そんなこ

とはしないほうがよい。

　もちろん，スペインにも黒人差別は厳然として存在する。というか，大航海時代におけるスペインが，いかに非人道的にアフリカの黒人を商品として扱ってきたかは，必ず学んでおくべき歴史である。

　が，こと単語の使い方に関する限り，英米などの英語圏とスペイン語圏では異なる歴史とシステムをもっている。スペイン語圏では，「チナ」も「ネグロ」も被差別的で中立的な，スペイン語の単語にすぎない。たとえ，そのような単語を差別感情を込めて使う話者が存在していたとしても，だ。

　数年前に，顔を黒く塗った日本の芸能人を黒人差別である，と批判する向きがあった。ぼくはそれは差別表現の形式化である，とブログで反論したことがある[27]。一部，内容を改めてここに再掲する。前半はHIVの話だが，これも実は「同じ話」である。

27)

それは差別表現の形式化である（ブログより）

エイズは1981年に米国で発見された病気だが，当時の米国は大パニックに陥ったという。ぼくは2001年9月11日にはニューヨークの病院で仕事をしていたから，その後のパニックと無意味なイラク戦争への突入の空気を肌で知っている。米国人は案外パニックに弱い（日本同様に）。81年当時もえらい騒ぎであったであろうことは容易に想像できる。

　ぼくがニューヨークのエイズクリニックにいた2000年前後にはさすがにこのようなパニックはなくなっていたが，患者への偏見，差別はまだ大きかった。患者への差別を恐れてこのクリニックにはエイズクリニックとかHIVクリニックとは言わず，別の名前がついていた。患者のプライバシーを守るのには最大限の注意が必要だった。

　現在でも国内外でHIVやエイズには差別や偏見がつきまとう。家族関係が脅かされたり，雇用が危うくされる事例も珍しくない。我々は患者の個人情報に配慮し，厳密な情報管理を行っている。

　が，しかし。このような秘匿，囲い込みは問題のゴールにはならない。

　日本ではエイズ診療の専門性が高い「拠点病院」というシステムがある。しかし，劇的に患者の予後が改善し，（長命になったがゆえに）患者がエイズ以外の病気になることが増えた。さまざまな医療ニーズに応えるためには，

拠点病院だけではまかないきれない。しかし，拠点病院以外の医療機関では現在でも頑なに患者の受け入れを拒むところが後を絶たない。兵庫県内の某病院で某外科医がHIV感染のある患者の緊急手術を頑なに拒んだとき，ぼくは激怒したものだ。

秘匿は無理解につながり，無理解はさらなる差別の深化を生む。患者の保護は大切だが，それだけではだめだ。

例えば，約10年前に神戸大病院ではHIV検査の「同意書」を廃止した。もちろん，HIV検査に同意は必要だ。しかし，他の血液検査は口頭での同意でよいのに，HIV検査だけ署名が必要というのは別な種類の差別であろう。極端な差別とパニックが強かった時代ならともかく，現在においてはHIV感染は「その他の感染の一つにすぎない」という観念も必要である。そして，それを態度で示すことも。

このように，差別に対しては秘匿や保護という過渡期は必要だが，そこで止まっていてはダメなのだ。いわゆるノーマライゼーションが必要なのだ。ゆくゆくは，HIV感染も決して隠しぬくような疾患ではなく，他の疾患と同じように扱ってもらえる。これが目指すべきゴールである。

無知は差別の温床だ。テレビで日本のタレントが顔を「黒塗り」にしたとき，「あれは黒人の友人とかがいないからそんなことができるんだ。もし知ってたら絶対にそんなことはしない」と憤った人がいる。

それは事実かもしれない。多くの日本人は「黒塗り」が英米文化圏でのタブーであることを知らなかったのだから。

では，そのような知識の獲得を受けて，日本でも黒塗りをタブーとすべきか。ぼくは逆だと思う。

かつて，「ちびくろサンボ」という絵本が黒人差別を助長するという理由で発禁処分にされたことがあった。手塚治虫の漫画も同様の理由で攻撃された。どこにも黒人差別を明示も暗示もしていないこれらの表現に対する規制は，例えば黒人など見たことがない多くの日本の子供たちの黒人理解の妨げにこそなれ，理解推進には何の役にも立たなかっただろう。

日本人もパニックってばかりではない。理性を持って「ちびくろサンボ」は復刊され，現在では手塚治虫の漫画も読むことができる。これらは黒人差別克服の一助にこそなろうが，邪魔になることはあるまい。

スペイン語で「黒」はnegroという。ただそれだけの単語で，黒という色以上の意味はない。米国人や英国人が「いやいや，ネグロは黒人差別を象徴する単語だから，そんなの口にしちゃだめですよ」なんて言えば，スペイン

人は鼻白み，「そんなの，オタクたちの歴史でしょ」と肩をすくめる事だろう。

　スペイン人が差別や弾圧の歴史を持たないわけではない。とくに米国大陸ではずいぶんひどいことをしている。しかし，スペイン人は米国人や英国人がやったような構造的な黒人差別の歴史を持たない。黒人を奴隷にし，商品として船に積み込んで苛烈な状況下で移動を強い，乗り物やレストランや学校を区別し，こうした徹底的な差別の歴史が「negro」をタブーなコトバとしたのだ。

　しかし，もともと negro はラテン語由来の単に色を表す価値中立的な単語である。イタリア語のネッロやフランス語のノアールも同様だ。英語圏でネグロがタブーとなったのはその歴史の故である。その歴史を英語圏以外の人々が認識することの価値が高いだろうが，他者がその歴史を背負ってタブーを共有する意味はない。

　日本人も黒人差別と無縁ではない。が，たとえ一部の日本人に黒人蔑視の観念があろうと，英語圏で起こった構造的な黒人差別の歴史を共有しているわけではない。その歴史が生み出したタブー表現を共有しなければならない義務もない。

　もともと日本では歌舞伎などに始まり，人が何かに扮するときに顔を塗る習慣がある。白く塗り赤く塗り，そして黒く塗ってきた。そこには何の含意も暗示もなく，色はただの色である。スペイン人がネグロというと何の変わりもない。

　英語圏の人で，そのような日本の文化を不愉快に思う人がいたら，（スペイン人がそうするように）ちゃんと説明すればよいのだ。そこには差別の暗示はないのだと。もし，差別表現が実際にあれば，個別にそれを批判すればよい。とんねるずの男性同性愛者差別は明らかに差別を意図していた。

　しかし，暗示のない形式そのものをタブーにすれば，それは「ちびくろサンボ」のときと同じ失敗を繰り返すことになる。

　1990 年代終わりにぼくはペルーで熱帯医学の実習を受けていたが，同時期に勉強に来ていたハーバードの医学生の言葉が忘れられない。彼女は黒人だった。黒人女性がハーバード医学校に入学するのはとても大変なことであり，それはそれは苦労したのだという。当時，米国では黒人をブラックというのは差別語だと規定し，アフリカン・アメリカンと呼べ，とぼくら研修医に教えていた。彼女は「黒い肌を黒と言って何が悪い。それをタブーとする態度が，それこそ差別である」と憤っていた。そのとおりだと僕も思った。

日本語で黄色人種は単なる人種の分類だが，英語でイエローは差別を暗示するから，「Asian」と言わねばならない。イエローが悪いからではなく，黄色人種差別があるからイエローがタブーになるのだ。順序を逆にしてはならない。

　我々が目指すべきは，黒が差別を暗示しない社会を目指すことだ。黒色のノーマライゼーションである。なぜ黒塗りが差別を暗示しない文化圏で，差別のタブーの文化を押し広げようとするのか。逆ではないか。未来の，我々の子孫が黒い顔を見てもなにも差別の観念を持たないような社会を目指すこと。白塗りはいいけど，黒塗りはだめ。「黒」と口にしてはダメ，という社会を乗り越えることこそが，差別を乗り越えるゴールである。

　繰り返すが，差別克服には過程というものが必要だ。「黒」が差別をインプライする英語圏でいきなり全てをノーマライズせよ，と主張しているのではない。英語圏に出かけていって，わざわざ黒塗りを見せるような無配慮なことをせよ，と乱暴を言っているのでもない。申し上げたいのは，差別のインプリケーションは，広げるのではなく，無くす方向にもっていくのがあるべき姿であるということだ。タブーを拡散していくなど，ゴールを見失った態度である。

　過去の解説や現状説明で本件を取り扱ってはならない。未来へのビジョンこそが必要なのである。そして，日本の諸々の議論の多くはビジョンを欠いている。しばしばあるのは，現状の説明だけなのである。

以上，引用終わり。

　もちろん，日本にも黒人差別は存在する。しかし，顔を黒く塗ることで黒人を揶揄してきた文化は英米のそれであり，日本は同じ歴史や文化を共有していない。

　最近では見なくなったが，お正月に羽つきをやって，負けた人物が墨で顔を塗られたとしても，そこには黒人差別の意図も，メタファーも，メトニミーも，その他諸々のほのめかしの類も全く存在しない。そんな形式の揚げ足取りをやって差別警察巡回の人たち（正義感にあふれてはいる）が溜飲を下げたところで，差別は地下深くに戻っていくだけで，「基地外」といった迂回的な表現が生まれるだけで，何1つよいことはない。

　「いやいや，グローバル社会のなかで，英米の非常識は，日本人にとっても非常識に決まってる」という主張に唖然としたことがあるが，これこそ英米中心の世界観であり，日本人蔑視以外の何物でもない。

　娘たちにも，いずれは日本が朝鮮半島の人たちを差別したり，迫害してきた歴史を学ぶ時期がやってくる。差別表現についても学ぶ時期もやってくる。しかし，同級生が自分たちの言語や文化を教えているときに，横からさかしらな大人が割って入って「ちっちっ。そんなこと，日本人に教えちゃダメだよ。それは韓国差別なんだから」なんて，いらない水の差し方をするのは止めてほしい。

　フラットでいるとは難しいものだ。人は「差異」の存在を好む。高齢者差別を嫌う高齢者たちは，しかし若者が自分に敬語を使わないと「礼儀を知らない」といって立腹する。差異の存在を嫌う当人が「一緒にするな」と同時に違いを強調する。

　マルクスとエンゲルスは，「万国の労働者よ，団結せよ」とユートピアな共産主義社会を希求した。が，（おそらくは）マルクスやエンゲルスの思惑とは全く違う方向で，その団結はやってきた。革命を起こしたレーニンたちはロシア帝国を滅ぼしてソビエト連邦をつくったが，非共産主義者たちとは折り合えず，（前述のように）ロシアは内戦に突入した。毛沢東たちも中国共産党をつくり，やはり非共産主義者（中国国民党）たちと争い，中国も内戦に突入した。

　団結はインナーサークルをつくり，その外にいる人達を阻害する。団結の強さと，阻害の強さは比例する。

　黒人差別のシステム，アパルトヘイトを克服しながら，それでも白人にインクルーシブな国家を目指したネルソン・マンデラのような巨人は稀有な存在で，通常は「一致団結」は阻害と同時に起きる。インクルーシブな社会，は昨今の人気用語だが，実践するのは本当に難しい。

　インクルーシブな社会では，誰もが皆フラットな社会だ。しかし，現実には多くの人がフラットな社会を嫌悪しており，「あいつと俺を一緒にするな」と欲望している。本当の意味でフラットでいること

は，案外危険であり，そういう「差異」に配慮しながらフラットでいようとするには，とてもアクロバティックな感情操作が必要になる。

　そのようなアクロバティックな感情操作は難しいし，何よりメンドウクサイから，人々は形式に流れてしまう。それをいうのは OK，それはいっちゃダメ，というマニュアル化だ。マニュアル化で差別感情がどうこうなることはまずないのだけれど。

フラットな価値観

話がだいぶそれてしまったけれど，おそらくはこれからするカンボジアの話とは無縁ではないと信じる。だから，脱線と知りながらあえて迂回した。

　さて，少年時代のぼくだ。

　島根という極東の裏日本の山陰という，誰がどう見ても真性な「辺境」に生まれ育った。そこから覗き見たのはサッカーという，世界の価値観のなかでは稀有な価値観の世界だった。

　現実には，サッカーの世界でも黒人差別やアジア人差別，女性差別などさまざまな差別は存在する。いじめもあれば，パワハラもセクハラも存在する。だから，サッカー界だけがユートピアなわけでは全くない。それは，島根にいたぼくの単純な世間知らずであり，勘違いにすぎない。

　が，その勘違いがフラットな価値観を育んだのは事実である。そして，そのようなフラットな価値観が，後に世界のあちこちに行って仕事をするときにとても役に立つことになる。もちろん，カンボジアでも。

　大人になった現在でもぼくは価値の多様性を尊重するし，性別や年齢や生まれや育ちや国籍や民族や遺伝子的な何かを理由に，誰かが誰かの上にあり，下にあることを「感覚的に」嫌う。これは少年時代に（偶然）育んだ，生理的な感覚としての価値観だ。トイレに行って紙を使わずに出ることが多くの人にとって生理的に許容できないように，ぼくにとっては性別や年齢や生まれや育ちや国籍や民族や遺伝子や，あるいはその他の理由で上下関係をつくることを，生理的に嫌

う。

　国家や人種や民族や文化や性別やその他諸々のことについて，差別感情をもたずに済んでいるのは，サッカーという世界をイニシャルシャワーとして浴びたおかげだと思っている。正確にいえば，島根から見た疑似世界としての現存しないサッカー界，というファンタジーである。孔子が理想とした「かつての」周王朝が，おそらくは美化されたファンタジーの理想国家であったように。知らんけど。

　サッカーは当時も今でも世界でいちばん人気があるスポーツである。しかし，ぼくが子どもの頃は，日本ではサッカーはまるで人気がなく，また弱かった。

　当時は韓国など，アジアのたいていの国にも負け続けた。1984年のロサンゼルスオリンピックアジア最終予選で，日本代表はタイ，マレーシア，イラク，カタール戦すべてに敗退した。ワールドカップ出場など非現実的な夢だった。1986年ワールドカップ予選では韓国に完敗し，1988年ソウルオリンピック予選では中国に敗退した。

　そんなわけで，小学生のぼくにとってアジアの国々も決して「遅れた途上国」ではなかった。「ぼくの知る世界」においては，日本も同じように，あるいはそれ以上に遅れていたのだから。

　要するに，ぼくは子どもの頃から当時の日本でわりと大きかったエートスとは全く異なる観念をもって生きてきたのである。

　そのエートスとは，かつて大日本帝国が大東亜共栄圏という構想をぶち上げて，日本をアジアのリーダーにしたいと願ったようなエートスだ。あるいは，バブル時代にかなり先鋭化した，アジアのなかでは日本が先進国で，多くの後進国がいるとか，（ぶっちゃけた表現をあえてするのならば），金持ちの国は偉くて，貧乏な国は可哀想……みたいなエートスだ。

　よって，ぼくの観念は，日本の主だった観念とは大きく噛み合わないように，ぼくには感じられた。自分が感じている価値観は，どうも（日本の）世間では通用しないようだ，と。

　ぼくは小学生のときからずっといじめられっ子だった。その理由はさまざまなのだが，とにかく「周囲と話が合わない」のが大きな理由

34

の1つだったと思う。

　しかし，後になってそのような違和感すらどうでもよいのだ，とぼくは思うようになった。だって，世界のほとんどの国と人は，日本の価値観を共有していないのだから。むしろ，他の日本人と価値を共有しないことで，ぼくは日本特有の「同調圧力」から解放される。このほうが楽じゃないか……と達観できるようになるのは随分後の話だ。

　第二次ベビーブーマー世代のぼくたちは，高校に進学すると受験勉強をするよう強いられた。

　バブル経済のなかで日本の景気はきわめてよく，年功序列，終身雇用制の昭和の時代においては「よい大学」イコール「よい人生」であった。苛烈な受験勉強を勝ち上がった学生は大学という「レジャーランド」で遊びまくればよいのだった。バブル時代の就職活動は完全に売り手市場であり，大学時代は勉強ゼロ，就職活動で努力なんてしなくてもよかった。今，こうして当時の状況を書き綴っていても若い読者はにわかに信じがたい思いであろう。「本当にバカな時代だったな」と思う。

世界で通用する人物になりたい

すでにどこかにも書いたと思うが，ぼくは当初，医学部に進学するつもりも，医者になるつもりもなかった。ただ，バカバカしい受験勉強に付き合うつもりはなく，大学に進学したら一所懸命勉強しようとは決めていた。それと，長く島根に住み続けた反動で（？）「世界で通用する人間」になりたいと思うようになっていた。なんでもいい。世界のどこに行っても役に立つ人間。そういう人間にぼくはなりたい。そのためには，大学で猛勉強だ。

　当時ぼくが通っていた松江市の県立高校は，模試のたびに同じ松江市内の他の進学校と平均点を競っていた。前回はうちが勝った，今度は負けた。

　世界はこんなに広いというのに，こんなにちっぽけな日本の裏日本の山陰の島根の松江市のなかで「勝った」，「負けた」と一喜一憂するのはいかにもバカバカしかった。当時いじめられっ子だったことも

あって，ぼくは高校に通うのが苦痛になり，授業もサボれる限りはサ
ボるようになり，図書館にこもって1人，本を読むことだけが楽し
みな，暗い青春を送っていた。

　そんなわけで，ぼくは学校の授業もあまり真面目に受けていなかっ
たが，勉強意欲はそれなりにあった。成績も悪くなかった。しかし，
社会科には全く興味がもてず，とっていた日本史の成績もとても悪
かった。世界史も地理もとっていなかったので，世界については全く
無知だった。社会科全体は暗記科目だ，と若気の至りで思い込んでい
たのである。

　もちろん，歴史学は暗記の学問ではない。決してない。

　ぼくは本書でカンボジアの歴史をレビューする。それは，カンボジ
アの現在は，今どうしてこのような現在なのか。それを学ぶには歴史
を学ぶしかないからだ。「なぜ（why）」の学問は決して暗記ではな
い。5W1Hのなかで，最もレベルの高い質問が，「why」の質問であ
る。

　歴史は暗記の学問ではないのに，あたかも正しくてデジタルな事項
を暗記するだけが歴史だと勘違いするから，「南京大虐殺はあった」，
「なかった」という，1か0かを争う，デジタルな（稚拙な）議論
（というか，罵り合いが）起きるのだ。

　もっとも，ぼく自身，高校時代まではこのような愚かな勘違いに
陥っていたのだけれども。「世界で通用する人物になりたい」，「世界
で役に立ちたい」と言っておきながら，世界については全くの無知無
学，無関心だったわけで，実に情けない。穴があったら入りたい。

　今にして思えば，高校時代にもっとまっとうに歴史学を勉強してお
けば，頭が耄碌してきた中高年になって慌てて勉強する必要もなく，
苦労が少なくて済んだであろうに。まあ，ぼくはもともと暗記が苦手
なので，自分の無能力への言い訳として「暗記科目なんて」と嘯きな
がら軽蔑してみせただけ，というところもあるが。

　同様に，ぼくは学校の受験英語は実践では通用しない，と思い込ん
でいた。だから，英語の成績もパッとしなかった。

　その推測は，おそらくは半分正しく，半分間違っていた。

　確かに，受験英語をやっていただけでは英語は使えるようにならない。それは，多くの日本人医師が受験英語で成功していたにもかかわらず，実践的な英語になるとさっぱりダメな事実から明らかだ。しかし，受験英語をやっていればもっと英語の理解は深まったであろうとも思う。「受験英語か，否か」という，やはり二元論でデジタルな命題をつくり上げたぼくが愚かだったのだ。「受験英語も，そうでない英語も」としていれば，簡単な話であっただろうに。

　若気の至りで偉そうに勉強，教科を値踏みしていたので，その報いが今になって来ている。まったく汗顔の至りであり，愚かなことだったと反省している。「レジャーランド」状態の大学で遊んでいた連中をぼくは嗤（わらわ）ない。この大反省が，カンボジアで「歴史を学ばねば」という必要の念をもたらすことになるのだが，その話はまだ先の話だ。

　とにかく，ぼくは高校での受験勉強に早々に見切りをつけた。将来やりたいことはわからない。でも，世界を知りたい。世界で「戦える」ようになりたい。その感情だけが，実体を伴わないまま暴走していた。

　まずはとにかく，海外に行こう。島根に，日本にいたのではだめだ。当時，ぼくはそう思った。これも浅はかな根拠による「若気の至り」であったが，この判断は今から振り返っても正しかった。

　「若気の至り」も役に立つ（こともある）。年をとるといろいろリスクを計算し，足がすくんで冒険ができなくなる。目算が立たなくても，とりあえずやってみることも大事だ。もちろん，とりあえずやってみても，失敗することだってあるのだけれど，失敗することもまた大事なのだ。

　行くなら，やはり英語圏がいいだろう。とぼくは考えた。「役に立たない」受験英語ではなく，ちゃんと使える英語を学ぶんだ。

　では，どこに行くか。アメリカ，カナダ，オーストラリア，ニュージーランドはだめだ。サッカーが弱い。やっぱ，イギリス，イングランドだな。

　怖ろしいほどの単純なる妄想を暴走させて，ぼくはイギリス留学を夢みるようになり，それを実行する。

　とはいえ，海外渡航，海外生活には金がいる。ぼくにはカネがない。だから，両親に無心することにした。しかし，一般家庭の我が家でそのような余剰の金は（たぶん）ない。費用を捻出するには，どこかの予算をカットしなければならない。

イギリス留学と医学部進学

そこで，ぼくは受験を端折ることにした。どうせ，大学受験には興味がなかったし。県内の大学にとどまれば生活費も浮くから，その浮いた費用を使って1年イギリスに行きたい。

　幸いなことに，このきわめて手前勝手な要望に，両親が乗ってくれた。

　これまで，一度も海外に行ったことはなかった。パスポートすらもっていない高校生であった。いきなりホームステイで1年イギリスに住もうという計画だ。実に無謀である。

　話はもう1つある。

　ぼくは，この時期までには医学部進学を決めていた。

　医学，医療への興味のためではない。「総合的な」勉強のためだ。

　ぼくは勉強したかった。したかったのだが，それは「総合的でなければならない」というのがぼくの信念だった。

　ぼくは昔から理系，文系と学問領域が分かれていることが不思議であり，不満でもあった。知性に文系も理系もあるか。アリストテレスが文系とか，理系とかいわんだろ。両方まとめて勉強するべきだ。ならば，自然科学と社会科学の素養が両方必要な医学部だろう。

　このような「勘違い」を理由にぼくは島根医科大学（現・島根大学医学部）「だけ」を受験することに決めた。しかも，推薦入学だ。もちろん，コスト削減のためである。

　ぼくのような問題児を推薦してくれた高校も不思議な高校だが，まあ，とにかく推薦してもらえた。そして，島根医科大学の推薦入試に合格し，その年の年末までには島根医科大学への進学が決まった。

　翌年の3か月，大学入学までの時間はぼくにとって気楽な時間だった。卒業するまでに英会話学校に通って英語を猛勉強し，物理と化学

を選択していたぼくは「医学部いくなら生物も学ばねば」と参考書を
買って生物学を独学し，そして学校に隠れてこっそり自動車教習所に
通い，運転免許を取った。クラスメートたちが受験勉強大詰めで青息
吐息だったのに，なんとも身勝手なことだ。もっとも，ぼくが受験勉
強をしようがしまいが，彼らの苦労や苦痛が増えたり減ったりはしな
いのだけど。

　松江駅前にあった英会話学校の先生はイギリス人で，ぼくの留学希
望の手紙を添削してくれた。おかげで，ぼくはマンチェスター大学で
の語学研修をすることができた。1年間大学を休学し，ぼくはマン
チェスターで英語を学び，途中で医学部の聴講生になることにちゃっ
かり成功し，基礎医学を学んだ。1991〜1992年のことだ。

　マンチェスターでは学生たちが一所懸命勉強していたが，当時のイ
ギリスは大学や大学生に「成果主義」を求めていなかった。学問は，
知的好奇心があるからやるのであり，就職や出世，学位や名誉といっ
た二次的報酬を目的とするものではなかった（それは，結果的にもた
らされる副次的な余得であったとしても）。それは，日本の大学とは
随分異なる考え方だったし，その後，経験するアメリカの大学とも随
分，異なるものだった。アメリカの大学生，といっても一意的にステ
レオタイプはつくれないけれど，少なくともぼくが知る限り，大学で
の勉強は「将来のキャリアアップ」のための手段，というのがアメリ
カンな考え方だったように思う。

　イギリスでの経験から，ぼくはますます「手段ではなく，目的とし
ての学問」という考え方を大切にするようになった。

　同時に，自分の甘さも痛感した。

　マンチェスターではアフリカ某国の国費留学生と知己を得た。彼の
目標は実に崇高なものだった。

　彼の出身国は貧しく，医学医療が未発達である。医療が未発達であ
るがゆえに多くの若い命が失われる。労働人口が減り，生産性が下が
り，ますます国は貧しくなる。このような悪循環のなかにあった。

　貧しい母国を豊かにするには，まずは国民の健康の確保が大事であ
る。若い労働人口が病気で命を失っていては，母国は滅んでしまう。

39

健康には公衆衛生が必須だが，そもそも自分の国では識字率が低い。つまりは，まずは教育なのだ。教育なくして公衆衛生はなく，公衆衛生なくして国民の健康はなく，国民の健康なくして国家の繁栄はない。

「だから」と彼はいった。私はここで必死に教育学を勉強し，母国に持ち帰って国家を救うのだ，と。

これまでぼくが知っていた大学生は，たいてい「自分のため」に勉強していた。母校の島根医科大学には立派な学生がたくさんいた。「患者さんの役に立ちたい」という学生もたくさんいた。この一点だけでも，ぼくは母校の同級生や先輩，後輩を心から尊敬しているし，母校は大好きだ……たくさんいたけれど，「国家のために」勉強するという人は皆無だった。

国家のために勉強する。ぼくは頭をクリケットのバットでぶん殴られたようなショックを受け，自分の勉強意欲がかくも矮小な動機づけで行われ，手前勝手な理由でモラトリアムを利用してイギリスにいることに自責の念を覚えた。

ぼくは，慌てて猛勉強し出した。それまでも一所懸命勉強しているつもりであったが，まるで努力が足りなかったのだ。主観的な「全力」は，たいてい，実は全力を出し切っていない。

勉強してもいっこうに英語力は伸びない。他の学びもぱっとしない。自分の無能に歯嚙みし，体調も崩し，うつ状態にすらなった。要するに自分に絶望したのである。ありえないほどの不遜ではあるが，同じくイギリスで苦しんだ夏目漱石に自分をなぞらえたくらいである。

しかし，おかげで絶望しながらも努力し続ける習慣はついた。「やはり自分も世界で通用する人物になりたい」という思いも強くするようになった。

「世界で通用する」とはどういうことか

では，「世界で通用する」とはどういうことか。

ぼくのイメージでは……あくまでぼくの個人的なイメージにすぎな

いが……それは「世界のどこに行っても通用する」ということだった。

　たとえば，スキーのジャンプで世界一になる。これは立派な「世界で通用する」ということになるだろう。しかし，この人物はスキーのジャンプが盛んな地域でなければ活躍できない。雪が降らない熱帯地方や山のない場所では，彼，彼女の能力は発動されない。

　医療・医学においても同様だ。臓器移植の優れた執刀医は臓器移植が制度化された国，地域でないとその能力は発動されない。「どこに行っても」役に立つ能力ではない。それが悪いわけではもちろんないのだけれど，ぼくが目指すのはそういうものではない。繰り返すが，これはあくまでもぼくの個人的な「世界」のイメージだ。

　「世界で通用する」，「世界のどこにいても通用する」ためには何かのスキルがあり，それを発揮するだけでは不十分である。もっと一般化可能性のある，より普遍的な能力が必要だ。

　それがあれば，そこが先進国であっても，途上国であっても，自分は役に立てるだろう。あるいは災害の被災地でも。

　いろいろなセッティングで「役に立つ」ためにはポリバレントな能力が必要だ。「この環境がないとできない」ではなく，「どの環境でもできる」という応用力が必要だ。言語能力はいうまでもないが，さまざまな社会文化環境にも適応でき，いろいろなバックグラウンドをもつパートナーとも仕事ができなければならない。何よりも，自分の医学・医療能力が国際的に通用する質の高いものでなければならない。特定の国や地域や大学や医局でしか通用しない医者は，「どこでも通用」はしない。

　いろんなことができるポリバレントな能力。どこでも発揮できる普遍的，かつ一般化可能な能力。これがぼくが追求した能力だ。とはいえ，まだ，それが具体的にはどんなものなのかは，イギリス留学時代のぼくにはわかっていない。

　日本に帰国後，ぼくはやはり島根医科大学で一所懸命に勉強した。教科書はすべて英語の成書を用いることに決めた。「世界で通用する」ためである。

しかし，いくらスタンダードな教科書を使って基礎医学を学んでも
それはうまく頭に入ってこない。ま，端的にぼくのオツムが残念なの
も理由の１つではあるが，それだけではない。

それは，統合性の欠如が原因だった。解剖学を学び，試験を受け
る。生理学を学び，試験を受ける。両者をバラバラに学んでいると，
それらがバラバラに了解される。解剖と生理はリンクしているはずな
のだが，そのリンクがみえない。

解剖学と生理学と生化学と病理学……すべての基礎医学科目はつな
がっているはずだ。そこには一貫性が，ハーモニーが，統一された世
界観があるはずなのだ。ただ，ぼくにはそれがみえなかった。

そこで「基礎医学の総まとめ」を目標に，実質的なアメリカ医師資
格試験であるUSMLE[*3]のステップ１を受験した。ステップ１は基
礎医学の総まとめだからだ。

*3
USMLE：United
States Medical Li-
censing Examination

もっとも，実際にはUSMLEはきわめて臨床的な試験であり，基礎
医学の臨床応用が常に求められた。

当時の日本の医学部では，基礎医学は基礎医学，臨床医学は臨床医
学と完全に分断されていた。

５年生になったばかりのぼくは臨床医学の知識をほとんどもってい
なかった。もっとも，当時の日本の医学部は露骨に臨床軽視なところ
があって，大学の医学生に対する臨床医学教育の質は悪かった。その
まま進学していてもそれほど臨床力は高まっていなかったとも思う。
事実，研修医になったときは知識も技術もまるでなかったために，研
修先の病院で大いに苦労したし。

いずれにしても，ぼくはUSMLEステップ１を受験し，運よく合
格した。その勢いでステップ２も（一回失敗した後）合格した。

その後，大学を卒業した後，ぼくは沖縄県立中部病院で研修医と
なった（1997〜1998年）。その理由は省略する。そして，奇縁が
あってアメリカニューヨーク市で内科研修医になることになった
（1998〜2001年）。この理由もここでは省略する。

アメリカに対する憧れゼロからスタートしたアメリカ研修

回りくどいことを長々と書いたが，何が言いたかったかというと，ぼくにはアメリカとか，アメリカ医学，医療に対する憧れはゼロだったのだ。

USMLE を受験したのも「不純な動機（いや，勉強を目的にしているから，これこそ「純粋な動機」か？）」からであり，子どもの頃からぼくはアメリカという国には興味関心はなく，どちらかというと冷淡ですらあった。現在のようにインターネット情報が充実した時代ではなく，ぼくはアメリカという国についても，この国の医療についても，医学教育についてもほとんど無知であった。

たとえば，アメリカ臨床留学を目指す学生や医師の多くがアメリカ海軍病院などで研修を受けて英語やアメリカ医療の仕組みの指南を受けてから渡米するのに比べると，ぼくのそれはあまりにぶらりノーガードな渡米であった。なので，ぼくは渡米後しばらくとても苦労することになるのだが，それはここでは関係ないから省く。

いずれにしても，ぼくはかなりアメリカという国については醒めた目で「傍観」できたと思う。ありがちな，アメリカ万歳の信奉者にもならなかったし，理想と現実のギャップに絶望してアンチ・アメリカにもならなかった。だから（かなり）客観的な観察者として，『悪魔の味方―米国医療の現場から』（克誠堂出版，2003 年）と『真っ赤なニシン―米国医療からのデタッチメント』（克誠堂出版，2012 年）という 2 冊の本を書けたのだ。また，渡米中にロンドン大学熱帯医学衛生学校の通信制修士課程に入学し，空き時間に勉強して熱帯医学，衛生学，そして英国流の感染症学を学んだ（修士号は 2006 年に得た）。ペルーのカエタノエレイア校での熱帯医学研修も受けた。

とにかくぼくは 5 年間（1998 ～ 2002 年）ニューヨーク市にとどまり，3 年間の内科研修と，2 年間の感染症研修を終えた。

2001 年 9 月 11 日，ニューヨーク市のワールドトレードセンターなどに旅客機が突っ込むというテロ事件が勃発した。その後，炭疽菌によるバイオテロ事件も起き，アメリカは一気に反イスラム化し，イラクに（不当な）戦争をしかけることになる。このあたりのことは

『バイオテロと医師たち』(最上丈二著，集英社新書，2002年）で書いたのでここでは詳しく繰り返さない。が，このとき，アメリカ人は（案外）パニックに弱い，ヒステリックに，そして思考停止に陥りやすいことを学んだ。

　グローバル化が進んでいた当時，医学・医療においては「アメリカこそがグローバル・スタンダード」という意見が多かった。多くのアメリカ人はそう思っていたし，日本でもそう主張する人はいた（その反動として「ここは日本だ，日本こそ最高」という反知性主義的なニッポン万歳論も起きた）。実際には，アメリカ万歳もニッポン万歳も間違っており，どちらの国にも長所も短所もある。そして，アメリカと日本は，案外似通っている。たとえば，「パニックに弱い」といったところが。

アメリカ研修後の次のステップ
さて，J1 というビザで研修生活を送っていたぼくも次のステップを考えねばならなくなった。

　最初に考えたのは，日本帰国である。休暇中に帰国し，いくつかの大学病院を訪問した。

　なぜ大学病院であり，市中病院でなかったのかは覚えていないが，当時の日本では感染症科はほぼ「存在しない」科であった（ぼくの当時のリサーチ不足かもしれないが）。というわけで，「感染症」を標榜する大学も数えるほどしかなく，そのいくつかを訪問したのだった。

　が，はっきり言って失望した。

　訪問した大学病院のいずれも感染症の診療レベルは高くなかった。感染症はやっつけ仕事的に対応され，また感染制御にあまりに偏りすぎており，あるいは病院での認知度が低すぎた。感染症をナメてる，とすぐにわかった。別領域の専門家が「おれは○○が専門なんだけど，感染症もけっこうみてるからね」というノリで感染症科の教授になっていたりして，ひどくがっかりした。今でもこういうことは，ある。残念ながら。

　あのマイケル・ジョーダンですら，バスケットと野球の二足のわら

じを履こうとして，野球ではプロのレベルでは通用せず，あえなく断念したのである。マイケル・ジョーダンのような天才でない「普通の医者」が，全く異なる専門領域のリーダーになっていてそれを不思議にすら思っていない現実にぼくは大いに失望したのだった。こりゃ，とても日本には帰れんな。ぼくはそう思った。

次に考えたのが，アメリカの医療過疎地で「御奉公」してグリーンカードを取得，永住を目指すというものだった。

田舎の生活は田舎者のぼくには全く苦にならないし，むしろストレスの多いニューヨークの生活に疲れてすらいた。ぼくは感染症の先鋭的な専門家を目指しているわけではないし（○○菌が専門，みたいな），プライマリ・ケア，総合診療も大好きだ。このオプションは悪くなかった。

次に舞い込んだのは，ニュージーランドだった。当時ニュージーランドでは医師不足が問題になっており，ここでファミリー・プラクティスをやらないか，というオファーが来ていたのだ。給料はアメリカのそれより安くなるが，生活の質（QOL）は上がるし，何より訴訟がない。この話も結構，魅力的であった。余談になるが，後年，やはりニューヨーク市で内科研修を受けた感染症医の青柳有紀先生がニュージーランドで診療することになり，ぼくも 2017 年に青柳先生を訪問したのだが，先生は公私ともにはつらつと活躍されていた。

最後に検討したのが，「いわゆる」途上国での診療であった。

もともと「世界で通用する」には「途上国のような，リソースが十分でない国でも通用する」という意味が込められている。だから，途上国での診療はとても興味があったし，悪くない選択肢だとは思った。

ぼくはいわゆる「旅が好き」なタイプではない。むしろ，旅行は苦手なほうである。いや，実際には世界のあちこちを旅行して回っていたのだが，そこで現地の人と知り合って仲よくなり，といったエピソードには乏しい。現地の人たちと肩を組んで記念写真，ということもほとんどない。人見知りするほうなので，1 人でいるほうが楽なのだ。昔から旅行をしていても移動中は読書をしていることが多かった

し，現地でも1人であちこち歩き回るほうが好きだった。医者になってからもあちこち学会参加とか実習とかでアメリカ内外を移動したが，移動中は読書，用事を済ませたら帰る，という感じで，旅を楽しむタイプではなかった。

　他方，ぼくには若干のアドバンテージもあった。まず1つ目は，食事で苦労しないことだ。ぼくは好き嫌いがないほうで，どこの国に行ってどんな食事を食べてもたいてい大丈夫なほうだ。いわゆる伝統的な和食も好きだし，日本のフード（ラーメンとか，カレーライスとか，たこ焼きとか）も大好きだけど，それがなくても全然，大丈夫だ。

　イギリスやアメリカで食べ物に苦労する日本人はわりと多いと思うが，ぼくはイギリスでホームステイしていたときも，アメリカで研修医をしていたときも食事は大丈夫だった。南米や東南アジア，アフリカに行ったときも特に困らなかった。まあ，生のエビにはアレルギーがあるので食べられないけれど，そうした体質面の問題以外では食べ物では苦労しない。ぼくの実家は曹洞宗だけど，基本的にぼくは無宗教で，食事に関する宗教的なタブーもない。途上国に行ってもここは苦労しないだろうな，と思っていた。

　あと，少し専門的な話になるけれども，途上国診療は，ぼくの専門性には合っていた。ぼくは沖縄の救急センターでいわゆる一次，二次救急の診療については，けっこう厳しくトレーニングを受けた。小児科や産婦人科，外科でも訓練を受けたので，ファーストタッチの診療についてはここで幅広く教わった。その後，アメリカでも内科のトレーニングを受けて，いわゆる General Internal Medicine（GIM）の手ほどきも受けた。特に病歴聴取や身体診察の大事さはいろいろな先生に教わった。

　そして，感染症。何しろ，途上国では外傷と感染症が圧倒的に多い。外傷については外科医じゃないぼくではさして役には立たないけれど，感染症についてはかなり広範なトレーニングを受けた。ペルーでも熱帯医学の研修を受けたので，いろんな国に行っても基本的な対応はできるんじゃないかとぼくには思えた。

　そんなわけで，ぼくはバックパッカー，ヒッチハイカー的な趣味は全くないんだけど，途上国に住んで仕事をするだけであれば，全然問題なくできる，と思った。むしろ，日本の大学病院よりも居心地はいいんじゃないかとすら，思った（大学病院で勤務する今でもそう思っている。ここのストレスフルな生活よりも，途上国で普通に診療していたほうが絶対に楽しい。楽しさだけでいえば，間違いなくそう思う）。

　ぼくは「世界のどこでも役に立ちたい」という古くからの希望はもっていたが，「かわいそうな途上国の人たちを助けてあげたい」という，なんというか，ミッション的な野望はもっていなかった。先に述べたように，ぼくは昔からフラットな感じ方をしていたので，「途上国の人がかわいそうっていうところが，そもそも本当か？」と思っていたし，今もそう思っている。恵まれない人々に愛の手を，という気持ちではなく，「ぼくがそこで役に立てたら，いいよね」くらいの気持ちであった。

カンボジアとのニアミス，
そして途上国の医療に対するぼくの立ち位置

　そこでカンボジアである。細かいことは覚えていないが，カンボジアの首都，プノンペンで外国人医師が勤務できるポストがありそうだ，という噂を聞いた。国際医療を提供する，医療サービス会社，インターナショナル SOS が運営するクリニックだ。このクリニックはいわば途上国にいる先進国の人向けの医療サービスだ。つまり「途上国のかわいそうな人たちを助けるため」の病院ではない。

　このようなセッティングで医療をするのはぼくのニーズには合致していた。そこで，この会社の面接を受けた。あいにく，プノンペンでのポジションは空いていなかったので，ここでの仕事は得られなかったが，代わりに中国の北京なら空いているといわれた。ぼくが北京インターナショナル SOS クリニックで「家庭医」として仕事をするようになったのはそのためだ。

　なぜ家庭医だったかというと，そのポジションが family medicine

の医師のポジションで仕事内容がそうだったからだ。そもそも北京では医師免許自体が専門別に分かれていて、外国人向けの医師免許試験に合格したとき、ぼくがいただいたのは「家庭医医師免許」だった。

　実際、北京に赴任後は英語や日本語を解する外国人の診療がメインだったが（時々中国の方も診た）、駐在している会社員や大使館員や学生やその家族や旅行者など、子どもから大人まで、家族ぐるみで予防や治療を展開するという、まさにファミリー・プラクティスをやっていた。もっとも、当時（2003年）中国ではSARS*4が猛威を振るっていたので、感染症屋としてのSARS対策も同時にやっていたけれど。

*4
SARS：重症急性呼吸器症候群 (severe acute respiratory syndrome)

　中国での仕事は楽しかった。そのままずっと北京にいて家庭医をやっていたら、とても落ち着いた人生を送れていたことだろう。しかし、運命はそれを許さない。ひょんなことからぼくは亀田総合病院のお招きを受け、あれほど日本には戻るまい、と決めていたのに、日本に帰国することになる。亀田で感染症科や総合診療科のお手伝いをしたり、感染症フェローシップという後期研修プログラムをつくったりして、なんやかんやがあって（あれほど、行きたくなかった）大学病院に異動、今に至っている。

　長い長い説明になったけれども、この辺が、ぼくがカンボジアとのニアミスの連続と、その後の訪問の伏線だ。そしてこれが、いわゆる途上国の医療、というものに対するぼくの立ち位置の説明である。

2005年のシハヌーク病院

カンボジアに初めて行ったのは2005年2月のことだった。2004年に異動した千葉県の亀田総合病院で総合診療とか感染症の診療、教育に携わっていたときのことである。

　きっかけは、一緒に総合診療に従事していた亀田総合病院の西野洋先生だった。

　西野先生は神経内科医で、メイヨー・クリニックで長くお仕事をされてから、亀田に異動してきた。当時、亀田ではアメリカ人など外国

人医師を研修医指導に招聘したり，海外で活躍した医師を雇用して診療の質を高めようとしていた。西野先生もそうした「海外帰り」の1人だった。

　その西野先生がプノンペンのシハヌーク病院（Sihanouk Hospital Center of Hope）で短期コンサルタントとして招かれたのだが，「神経内科よりも感染症のほうが役に立つと思うよ」とぼくにその仕事を譲ってくださったのだった。

　シハヌーク病院は 1996 年につくられたチャリティー病院だ。医療者がほとんどいないカンボジアで医療サービスを提供するため，世界各国から専門家が集められ，診療を提供するとともにカンボジア人医療者の教育にも従事してきた[28]。

28)

　宗教家でカンボジアで多種多様な活動をしてきた深見東州が多額の寄付をしていることでも，シハヌーク病院は有名だった。現地でも，「ミスター・フカミ[*5]を知っているか」とよく聞かれた（知らなかった）。

*5
深見東州(1951年～)。
日本の宗教家。

　2005 年のカンボジアは，本当に医療リソースが不足していた。病院はないか，機能していなくて，医者をはじめとする医療者の不足も甚大だった。

　シハヌーク病院の門前には朝，たくさんの患者が群れをなしていた。国の遠隔地からリヤカーで患者を引っ張ってきた患者家族もいた。とても1日では患者を診れないので，毎朝くじ引きで診療できる患者を選抜していた。重症患者は救急センター（ER）で，軽症患者は一般外来で診療を受けていた。医薬品も寄付によるもので，抗菌薬のリストなども各国から寄付されたものをやりくりして使っていた。

　最初はいろいろびっくりすることばかりだった。当時のメモが残っている。

シハヌーク病院の ER

その日，ぼくは救急センターで医師たちのスーパービジョンをしていた。カンボジアの首都プノンペンにあるシハヌーク・ホスピタル・センター・オ

ブ・ホープというチャリティー病院である。

　救急センターのカンボジア人医師たちは患者を診察すると，狭いデスクに集まって紙カルテに病歴や診察所見を記載する。検査をオーダーする。とはいえ，できる検査は限定されており，シンプルなワークアップしかできない。

　一通り診察が終わると，医師たちはぼくらのところにやってくる。指導医たる立場にいたぼくは彼らのプレゼンテーションを聞く。めまい，全身倦怠感，発熱などさまざまな主訴の患者たちだ。

　ん？　不思議に思う。なぜかどの主訴の患者でも胸部レントゲンがオーダーされている。日本じゃあるまいし，いくらなんでも考えなしに検査をオーダーしすぎだぞ。それでなくても寄付金で賄われているこの病院の運営はカツカツのはずだ。もっと病歴から導き出される事前確率を活用し，必要な検査をオーダーしないと……。

　なんてことを得意げに教えようとしていたぼくは返ってきた検査結果を見て愕然とした。

　なんと，さまざまな主訴で来院した5人の救急患者のすべてに肺結核があったのだ。なかには粟粒結核（注：血流感染から全身に結核菌がばらまかれた，重症型の結核）の患者もいた。

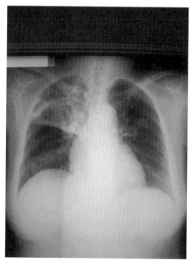

図7　カンボジアの肺結核。胸部レントゲン写真

そうだった。ここはカンボジアだった。

事前確率のアセスメントがうまくいっていなかったのは俺のほうだ。ここでは，どんな主訴の患者であってもいの一番に考えるべきは結核なのだ。まさに「人を見たら結核と思え」である。誇張なしに，そう思う。

カンボジアでの「教え」の経験は，こちらの貴重な「学び」の経験でもある。もちろん，医学教育とはすべからく「教え」と同時に「学び」なのだが，異国の地にいると，特に教わることのほうが多い。

過去に沖縄でリウマチ熱後の僧帽弁狭窄症（MS）を 1 例，米国でリウマチ熱疑いを 1 例経験したが，当地の医師にとっては，リウマチ熱はよくある疾患，コモン・ディジーズだ。ぼくが毎日やるティーチングラウンドの「お礼」ではないが，カンボジアの医師にリウマチ熱のレクチャーをしてもらって，とても勉強になったこともある。

こうして，その午後もぼくにとっては新鮮な，学びの多い救急外来であった。

そんなこんなで，たくさんの患者を診ていく。が，午後 3 時過ぎになると，だいたい仕事も終わりかな，という雰囲気になる。患者もまばらになる。

この頃になると，多くのスタッフは当直医を除けば帰り支度を始める。ぼくらも，午後 4 時くらいには，外国人医療者のために用意された車に乗っておのおのの宿に赴く。カンボジアでは午後遅くまで仕事をする習慣はあまりないようだ。病院に限らず，カンボジアで各地を午後訪問すると，多くの方は帰宅済みで，オフィスは閑散としていることが多い。暑いからすぐに疲れてしまう，というのも理由にあるのかもしれないし，そもそも日本人が遅くまで職場に居残りすぎなのかもしれない。

いずれにしても，今日も疲れた。確かに，この気候だと暑さで体力を奪われ，午後 4 時にはわりとクタクタである。宿で休もうという気持ちになる。それにしても，結核，多かったな。N95 マスク（肺結核対策のための気密性の高いマスク）しといてよかったよ。

シハヌーク病院にいる外国人ドクターたち

その後，カンボジアでもだんだん結核は減ってくるのだが，当時の結核の多さは本当にたまげたものだ。

滞在中は，毎朝宿舎に病院のミニバンが迎えに来る。海外からやってきたいろいろな国のいろいろな専門家たちがこのバンに乗り込む。

海外のドクターの滞在期間もまちまちだ。数年をここで過ごす人もいれば，ぼくのように数週間だけの短期滞在者もいた。

　ぼくの場合は内科系を担当していたので，朝病院に行くと，2階にある内科集中治療室（ICU）の回診に参加した。昨晩の当直医が一晩の患者経過をプレゼンする。プレゼンはすべて英語である。ぼくら数人の外国人ドクターがその内容について講評したり，意見を加えたり，質問をしたりする，いわゆるティーチングラウンドだ。

　患者は意識障害，ショック，多臓器不全など多様だが，診断がついてない患者も多い。

　当時，シハヌーク病院にはCTがなかった。レントゲンしかなかったので，急性発症の意識障害は「脳梗塞か，脳出血か，結核を含む髄膜炎のどれか」のような非常に曖昧なアセスメントであった。脳梗塞に対してアスピリンが，あとは抗菌薬と抗結核薬が投与される。脳出血だったらごめんなさい，どうせ手術はできないし，という医療環境だった。

　このようにして1人ひとりの重症患者のプレゼンを聞き，一緒に診察をして，今日の治療のプランニングをして，あれやこれやの仕事が終わると，数時間が経過する。

　その後は外科ICUの感染症の相談を受けたり，図書館で調べ物をしたり，1階にあるERに行ったりして患者を診療した。時間ができるとカンファレンスを行い，そこでレクチャーをしたり，カンボジア人ドクターのプレゼンを聞いたりした。そして夕刻になると当直医のカンボジア人ドクターにICUなどを任せて，またミニバンで宿舎に戻った。これを毎日繰り返すのだ。

　シハヌーク病院にいる外国人ドクターはいろいろな国から来ていたが，基本的には英語で会話を行っていた。アメリカ人，カナダ人，スイス人など欧米のドクターが多く，ぼくらのようなアジア人はまれであった。

　2005年2月にはぼくは亀田総合病院の研修医を2人連れて行った。当時研修医だった片山充哉先生が，「医学界新聞」に当時のことを寄稿している。片山先生はその後渡米し，アメリカの内科専門医と感染

症専門医の資格を取り，現在は東京医療センターで診療や教育などで
ご活躍だ。

寄稿[29]〔「医学界新聞」2649 号（発行日：2005 年 9 月 12 日号）より〕
臨床研修をカンボジアで行う
新たなパラダイム構築を目指して

片山充哉（亀田総合病院内科後期研修医・3 年目）

感染症内科ローテーション中ということもあり，2005 年 2 月，亀田総合病
院感染症内科部長代理（当時）の岩田健太郎先生とカンボジアローテーショ
ンの機会を得ることができた。

今回研修させていただいたのは Sihanouk Hospital Center of Hope[*6] と
いうプノンペンにある病院だった。Sihanouk Hospital は，各国からの医師，
看護師が集まり，カンボジアの医師の教育を行っている。また，チャリティ
病院として患者に無料の医療を提供してる病院だった。

*6
48 ページのシハヌー
ク病院のこと。

苦渋のトリアージ

病院に来る患者は ER，クリニックあわせて 1 日に 300 ～ 350 人くらいであ
る。医療リソースが極端に少ないカンボジアで，すべてのニーズに応えるこ
とは不可能である。そこで，一見理不尽にすら思えるトリアージが行われて
いる。

毎朝，全国から山のように集まる患者たち，時にリヤカーで何日もかけて
運ばれてきた患者が病院前の広場にたむろする。ここで，カンボジアのドク
ターによりトリアージが施行され，重症度の高い人が優先的に救急室（ER）
での診察を受けることができる。

すべての人を助けることはできない，しかし何もせずに手をこまねいてい
ることも許されない。こうしたなかでの苦渋の決断により，毎日「診療を受

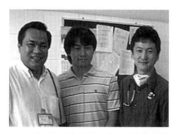

図8　左から順に，カンボジアの救急ドクター，片山充哉氏，岩田健太郎氏。

けることができる患者」が選別されていく。

Sihanouk Hospital の医師は，カンボジア人の医師が 50 人程度。そのうち外科医が約 10 人，内科医が約 25 人，感染症科医が約 8 人である。感染症が圧倒的に多いため，これを専門とする医師が多い。国外からは，医師の教育を目的としてやってきた医師が 10 人程度いる。

その中で，私は主に ER，内科病棟を中心に研修をさせていただいた。ER において，感染症が問題となっているケースではカンボジアのドクターが積極的に岩田先生にコンサルトをしてきた。

ER でも病棟でも，病院内でできる検査が限られているということもあり，カンボジアのドクターは問診，身体所見を大切にする。また，教育を受ける言語が自国語ではないためなのか，英語でのプレゼンテーション方法も心得ていた。歴史的には，フランス語で医学教育を受けていた彼らだが，1970 年代のクメールルージュの支配によりフランス語教育は事実上消滅，その後英語を覚え直して，医学を学んでいるのだから恐れ入る。

ぼろぼろになるまで 医学書を読む

来る前から予想はできていたが，日本と比較して感染症が圧倒的に多い。結核，HIV 関連の疾患が特に多く，結核の場合は多くが重症化してから病院にやって来る。日本ではそう簡単にお目にかかれない粟粒結核，結核性髄膜炎が 1 日に 3 人も来院した日があった。結核患者の管理としては，なるべく感染しないようにと，外来でのフォローは病院の裏手の敷地（空き地？）でなされていた。

内科病棟では毎日回診がなされていて，10 時半から始まり，10 人くらいの患者さんをプレゼンテーションし，治療方針を決定していた。病棟の患者さんも同様に感染症が多いが，血液培養は採取することはできなかった。培養の施設がまだ整っていないためである。そのため，抗生剤の治療法は経験的なものに依存するしかなかった。岩田先生はその回診の中で，アドバイザー的な存在となっていて，プレゼンテーションを聞き，カンボジアのドクターと一緒に方針を決定していた。岩田先生は米国で研修していたという経歴もあり，英語でも日本語と同様のペースでアドバイスできた。

Shihanouk Hospital に限ったことなのかもしれないが，カンボジアのドクターは教育に飢えている印象があり，岩田先生のレクチャー，ケースプレゼンテーションでは積極的に発言していた。医学書に関しては，母国語の医学書というものが存在しないために，ハリソン，ワシントンマニュアルの版が古いものをぼろぼろになるまで読み込んでおり，日本語のワシントンマ

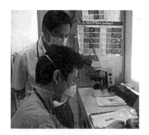

図9 グラム染色を教える岩田氏。

ニュアル，ハリソンですら読んでいない自分が恥ずかしく思えた。

　言語の壁，医療資源の壁をたくましく乗り越えていくカンボジアのドクターたちをみて，自分の医学に対する姿勢を再度見直さなくてはならないと，初心に返る気持ちを持った。

カンボジアの HIV 事情と Elton John Center

カンボジアでの HIV 感染者は多い。人口約 1,400 万人のカンボジアで，例えば，出産可能な女性では，感染率は 2.3%（2000 年）である。また，売春婦（commercial sex worker）では 1992 年に感染率が 10% だったのが，1996 年には 40% と激増している。ちょうど，国連カンボジア暫定統治機構（UNTAC）の活動期間に当たり，国際協力の光と影が見え隠れする。

　Sihanouk Hospital では，HIV 患者の日和見感染症に対して入院治療を行う。一方，Elton John Center は，HIV 患者の外来フォローを行うクリニックである。英国のロックスターであるエルトン・ジョンの出資により作られたクリニックである。

　ここで，無料の医療を提供してもらえる患者は，カンボジアの HIV 陽性者の中でも，ごくわずかである。感染者でフォローを受けている患者が，1,400 人のみ。しかも，この中のすべての患者が治療薬を与えられるわけではない。患者は 3 度にわたる面接を受け，虎の子の抗ウイルス薬をきちんと毎日服用できることを確認された後（服薬を怠ると耐性ウイルスの問題が生じるからである），「抽選」により治療が提供されるかどうか決定される。実際に治療を受けている患者さんは 376 人とのことだった。抗ウイルス薬はタイで作られている格安のジェネリックであり，薬代も寄付によってまかなわれている。平等と呼ぶべきか。理不尽な施策か。いずれにしても，日本では考えられないことであった。

　そうはいっても，カンボジアの将来が真っ暗というわけでもない。現に，

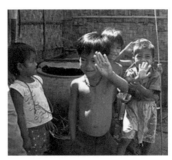

図 10　スラムの子どもたち。うち 2 人は HIV 陽性。

HIV 陽性患者の数は，1990 年代後半以降減少傾向である。また，治療を受けることができる患者の数も年々増加している。検査体制も日本のような潤沢な国のようにはいかないが，与えられた環境で精一杯のケアが提供されているのだった。

CCF での生活・精神面のケア

CCF（Center of Chronic Care Facility）とは，14 床のベッドと 1 人のドクター，16 人のナース，ソーシャルワーカー，カウンセラーを有する施設であり，HIV の状態が安定化した慢性期の患者さんがケアを受けるところである。主に，患者は Sihanouk Hospital と Elton John Center から送られてくる。

　清潔なタイルが印象的な，快適な住まいであり，カリニ肺炎などの日和見感染が治療されている医療施設でもある。状態が安定し，ケアを不要とするようになれば退所する患者さんもいる。職を得，結婚して自らの家を持ち，ここを退所する患者もいた。

　途上国医療というと，命の維持ばかりが注目されがちだが，こうした生活面や精神面でのケアも考慮されているのは素晴らしい。

スラムでの HIV 診療見学で　公衆衛生の重要性を再認識

プノンペンの郊外のスラムでの HIV 診療を見学する機会も与えていただいた。われわれが見学したスラム（Borey Kilg Slum）の中でフォローしている HIV 患者の数は 50 人程度で，すべてのスラムを合わせると，だいたい 220 人くらいの患者の数になるとのことだった。

　このスラムをフォローしている医師は Hope Hospital から交代で 1 か月に 1 回程度，患者の診察をするためにここに訪れていた。HIV の患者さんは主に症状から 3 ～ 4 通りに分けられていて，その重症度により，フォローす

る頻度を決定している。HIV 患者は家族も HIV 陽性となっているケースが多く，母が HIV 陽性で子供も HIV 陽性となっているというパターンがほとんどであった。

　プノンペンでは健康な人でも職が不足し，就職事情はきわめて厳しい。まして，HIV 陽性の患者が仕事を得るのはさらに困難である。スラムに住んでいる HIV 陽性の患者は魚，卵，手製のアクセサリーなどを売って生活をやりくりしていた。スラムの水の供給源は井戸水かホースからで，トイレは共同のトイレがスラムの中に存在し，各々の家には設置されていなかった。今回研修させていただいたのが乾季に当たる 2 月で，家屋は比較的清潔であったが，雨季には雨漏りは避けられず，下水上水の混在も避けられない。

　発展途上国の厳しい経済状況，スラムという不衛生な環境という現実を目の当たりにし，公衆衛生の重要性を再認識した。

途上国臨床研修の意義
岩田健太郎（亀田総合病院総合診療教育部感染症内科部長）
片山充哉先生はこのスタディーツアー参加当時は研修医 3 年目，病院の業務にも慣れ，日々の患者ケアに充実した毎日を送っているところでした。「臨床研修」の一環として，カンボジアについて来てもらいました。私が短期の講師，part-time teacher として Sihanouk Hospital にて医学教育を行う一方，日本の研修医が向こうから教えていただく，教え，教えられる好ましい環境を作りたいと思ったのです。もちろん，私自身もカンボジアではとても勉強になりました。

検査に頼らない診察
学び，学ばれる関係づくりを
よく，途上国医療のスタディーツアーというと，熱帯医学（特に微生物学）や公衆衛生の分野ばかりが注目されます。事実，片山先生もスタディーツアーを通じて結核菌や抗 HIV 療法について学ぶことができました。また，プノンペンのスラムや CCF の見学を通じて，途上国における医療体制について考える機会も得ました。

　しかし，片山先生の経験はそれだけにはとどまりません。カンボジアの実際の医療現場で，熱の患者，意識障害を持つ患者（「結核」や「マラリア」という診断がすでについているのではなく！）を診察し，アセスメントを立て，治療します。医療リソースは極端に乏しく，意識が悪い患者がいるのにCT ひとつありません。そこで，詳細に病歴をとり，丁寧に診察をする大切

さを片山先生は学びました。途上国では山のような教科書や医学教材を購入することはできません。寄付によって得られた版の古いワシントンマニュアルやハリソンをぼろぼろになるまで読んで勉強しているカンボジアの医師たちを見て，勉強はお金や高速のインターネットがなければできないわけではない，という大事なことも学んだようです。

「かわいそうな途上国の現状を見聞きする」ツアーから一歩飛び出し，臨床医として真摯に現場の医師から学ぶのも途上国でできるひとつの方法です。彼らの診察能力は，日本や米国の平均的な医師 —— 検査に頼り，やや甘えの見られる私たち —— を遙かに凌駕しています。謙虚に学ぶことから，真の友好が生まれ，上下関係ではなく，水平関係のパートナーとしてのアジアの友人も生まれます。臨床研修といえば米国，あるいはシステムやインフラが整備されている場所に限る，こう思いこまれている風潮がありますが，決してそんなことはありません。

Sihanouk Hospital でのツアーは大変評判がよく，来年度からも定期的に行われるようになりました。亀田総合病院感染症フェローと，初期研修医を連れて，これからもカンボジアから学び，学ばれる関係を継続していこうと思います。

＊7
JICA：国際協力機構
(Japan International
Cooperation Agen-
cy)

こんな感じで，当時のぼくらのカンボジアでの活動はシハヌーク病院を中心に行われた。時々日本の JICA*7 を表敬訪問したり，結核病院を見学したり，スラムでの在宅訪問診療やエイズのホスピスなどを見学しつつ，病院でカンボジア人の医師を教育するという，「学びながら，教える」という双方向性の活動を行っていた。日本から研修医（初期研修医や感染症フェロー＝後期研修医）を連れて行って，彼らにも学びの場を与えた。社会見学として後述するキリングフィールドや，トゥール・スレンの虐殺博物館（元 S21）の見学もした。

後述するように，片山先生が経験したカンボジアの医療は，現在では大きく様変わりしている。結核は減っているし，HIV 感染者の多くは抗ウイルス薬を飲んでいる。グローバル・ファンドが多大な支援をしてきたからだが，近年ではカンボジア政府の医療費支出も増えている30)。HIV がわかっても治療できない，という悲劇は過去のものになりつつある。

30)

　いずれにしても，2005 年から毎年のようにカンボジアのスタ
ディーツアーを行っていたのだが，その特徴はカンボジアで実臨床を
教えること，そして我々日本人がカンボジアの地から学ぶことだっ
た。

　ODA[*8] に代表される日本の海外支援においてはカネ，モノ，シス
テム，あるいは技術の供与が日本から行われることが多い。が，そこ
に「日本人の学び」を加味したプログラムは，比較的珍しいように思
う。

*8
ODA：政府開発援助
(Official Develop-
ment Assistance)

モデルとなったフィリピンでのフェローシップ・プログラム

　研修医のような若者たちに途上国で学んでもらう，という発想は，
ぼくが大学 5 年生のときに経験したフィリピンでのフェローシップ・
プログラムから得た着想だ。

　これは笹川記念保健協力財団がスポンサーになり，日本の厚生労働
省などが支援して始まったプログラムで，国際保健などに興味をもつ
医学生をフィリピンに派遣して，現地の公衆衛生活動などを学ぶもの
だった。

　ぼくが参加したのは確か 1995 年で，第二期の派遣事業だった[31]。
マニラの世界保健機関西太平洋地域事務局（WPRO[*9]）を表敬訪問
し，そのときの事務局長が尾身茂先生だった。国際保健の重要性を若
かったぼくたちに熱く語っていただいたものだ。懐かしい思い出であ
る。

31)

*9
WPRO：Western Pa-
cific Regional Office

　プログラムの内容は，医学書院の「医学界新聞」にも紹介された[32]。

　このフェローシップの出身者で，現在でも日本の医療保健行政，公
衆衛生，あるいは感染症界で活躍している人は多い。

　たとえば，ぼくより 1 年前の第一期派遣事業に参加したのは当時，
東京女子医大の医学生だった関なおみさんだ。コロナ禍においては東
京都の保健所で活躍された。日本では稀有な感染症を専門とする公衆
衛生医だ。その活躍は『保健所の「コロナ戦記」TOKYO2020-
2021』（光文社新書，2021）に詳しい。

　ぼくの後にフィリピンに行った第三期生の田中剛先生は，厚生労働

省に入省して長く日本の医療保健行政に貢献した。彼は沖縄県立中部病院で研修した，ぼくの1年後輩に当たる。豪快なパーソナリティの持ち主で，官僚らしからぬ個性があった。新型コロナでは広島県健康福祉局長として対策の指揮をとっていたが，2021年夏に不慮の事故で他界した。

このように，フェローシップ参加者は同じビジョンや価値観をもつ人も多く，今も交流のある友人は多い。各方面で活躍する，その業界の「著名人」も少なくない[33]。

フィリピンでのフェローシップをモデルにして，しかし公衆衛生ではなく臨床医学の領域で，ぼくはカンボジアでのスタディーツアーを続け，カンボジア人と日本人，双方が学び合う機会をつくっていった。

そしてその間，カンボジアの医療が抱える悲惨や歴史を知る機会をもち，なんとかしてこれをまとめて日本に紹介したいと思うようになった。これが本書をつくる動機となるのだが，ぼくの不徳の致すところで，その作成には10年以上の月日を費やしてしまうこととなる。

シハヌーク病院の変化と，医学部での学生教育の開始

毎年プノンペンで楽しく過ごしていたのだが，だんだんと状況は変わってきた。カンボジアも変化してきたし，シハヌーク病院も変化してきた。

東南アジアのASEAN諸国は，冒頭で述べたようにシンガポールやタイ，ベトナムなど顕著な経済成長を果たした国はあるが，カンボジアは経済成長の出発にはかなり出遅れていた。しかし，2000年代後半くらいから，積極的に企業誘致やインフラの整備をするようになり，富裕層のカンボジア人も出現するようになった。

シハヌーク病院もチャリティー病院として貧しいカンボジア人たちの診療を継続する一方で，系列クリニックでは，こうした富裕層などをターゲットとした有償診療にも着手するようになった。

長年，外国人が教育してきたカンボジア人医師たちも成長し，アメリカ人などが英語でやっていた研修医教育も，カンボジア人医師がク

メール語で行うようになってきた。母国語で母国の指導医から医学教育が提供されるようになれば，外国人のぼくがしゃしゃり出る必要もない。シハヌーク病院でのボランティア医師としての役割は消失しようとしていたのだ。

そこで，ぼくはカンボジアでのミッションを再構築することにした。医学部での学生教育にターゲットをシフトしようと考えたのだ。

カンボジアでの医学教育はまだまだ未整備なところが多く，大学での医学教育もきちんとした仕組みがない。とりあえず，ぼくはつてを頼ってプノンペンの国際大学（International University）という場所をみつけ，ここの医学生への教育活動を開始した。通常の授業や，ソクラテス・メソッドなどを使った症例検討プログラム，HEATAPP（hybrid educational activities between TBL and PBL program）の試行などである。

HEATAPP は古典的な症例検討手法である problem based learning（PBL）と，グループをつくって学習する team based learning を組み合わせてつくった，ぼくのオリジナル教育手法である。詳しくは拙著『HEATAPP！（ヒートアップ！）〜たった 5 日で臨床の"質問力"が飛躍的に向上する，すごいレクチャー』（金原出版，2018 年）をご参照いただきたいが，これをカンボジアの医学生に試行してみたのだ[34]。

日本人もそうだが，このような相互学習とかグループ学習をアジアの学生は苦手とすることが多い。積極的に発言したり，議論したりするのが苦手なのだ。だから，カンボジアでもこのようなグループ学習，双方向性学習はパイロットとしてやってみたけれど，ちょっとピンと来ていないようだった。

あと，カンボジアではまだ教科書を読んで，診察して，検査して，治療して，という昔ながらの医療が展開されていることも多く，たとえば疫学情報などから事前確率を求め，ベイズの定理に基づいて検査戦略や治療戦略を考える，といった発想はない。エビデンス・ベイスド・メディシン（EBM）という言葉も普及していない。ちょうど，1990 年くらいの日本の医療者たちの理解度と同じくらいだ。

　こうした考え方を教えていくのは難しいし，そもそもそれがカンボジアのニーズに合致しているかどうかすら，よくわからなかった。どういう方法がカンボジアの医学生にいちばんフィットした教育方法なのか，模索を続けていた。国際大学とは神戸大学大学院医学研究科・都市安全研究センターと教育研究協定を結び，さまざまな教育活動や相互交流を展開していく予定だった。そんなときにコロナがやってきて，カンボジアでの活動そのものが中断してしまった。

　劇的な変化を続けているカンボジアで何ができ，何を必要とされているかについては，ちょっと今のところわからないままでいる。

カンボジアの基本知識

カンボジアといっても，それほど日本には馴染みがない国だ。いったい，どういう国なのかをここでご紹介しよう。

　カンボジアは正式名称を「カンボジア王国」と呼ぶ。建国者，インドのバラモン僧の「カンプ王子」とその子孫を意味する「チャ」を合わせたものだそうだ。カンプチアと書くこともある（実際には同じ言葉だが，読み方がまちまちなのだ）。ほかにも「クメール」，「クマエ」という呼称もある。カンボジアではクマエということが多いが，フランス語表記では語尾にRがあり，これを日本語読みすると「クメール」となるのだ。

カンボジアの地理，気候，民族

冒頭でお示ししたが，おさらいしておく。カンボジアは北緯11度から15度，インドシナ半島の中央部に位置する。東にベトナム，西にタイ，北にはラオスがあり，南には南シナ海がある。国土はおよそ18万km²で，日本の面積の約半分。人口は約1,672万人である。だいたい，東京都の人口くらい，と考えていただければよい。

　首都はプノンペンで，人口は約228万人。ほぼ神戸市と同じくらいだ。全人口の10%強がプノンペンに集中している。

　プノンペンを中心に3つの大河が流れており，それぞれトンレ・

トム，トンレ・サープ，トンレ・バサックという。トンレはクメール語で河の意味。トンレ・トムは大河，の意味で，我々は「メコン川」の名でよく知っている。トンレ・サープは「淡水の河」の意味だ。トンレ・バサックの「バサック」とは Wikipedia によると pa「父，あるいは男性」に sak「力や名誉」という意味を加えたものだという[35]。

[35]

　トンレサップの上流は湖になっており，「トンレ・サープ（あるいはトンレサップ）湖」という。直訳すると「淡水河湖」と変な名前になる。

　乾季には琵琶湖の3倍（2,300平方キロメートル）ほどもある巨大な湖だが，雨季になるとこれがさらに大きくなり，1万平方キロメートル以上になる。面積が乾季と雨季とでは4倍以上異なるわけで，この国の乾季，雨季の違いの落差がイメージできる。

　カンボジアの気候は熱帯モンスーン気候で5月から10月の雨季と，11月から4月の乾季に分かれる。訪れるなら11月から1月くらいがよい。乾季なので外を歩きやすいし，気温もそれほど高くはない。2月以降は気温が高まり，日中外を歩くのが辛くなる。

　カンボジア最大の民族はクメール人で，人口の90％を占める。少数民族に中国系（華人），ベトナム人たちがいる。なぜそうなったかについてはカンボジアの歴史のところで説明する。

　このようにマジョリティを占めるクメール人と，複数の少数民族から成る国家は東南アジアで典型的だ。たとえば，ミャンマーの多数民族はビルマ人だが，そこにカレン人などたくさんの少数民族が住んでいる。東南アジアの民族が歴史を通じて交流，戦争などを繰り返してきた結果だ。

カンボジアの言語

言語はカンボジア語（クメール語，クマイともいう）だが，現在では英語も通じることが多い。フランス語やロシア語が通用する場所，場合もあるが，これについては後述する。

　ちなみに，日本の「カボチャ」は語源が「カンボジア」なのだそう

だ。ポルトガル語の「カンボジア」である。カボチャが当初カンボジア原産と信じられていたため（本当はアメリカ大陸原産）そのような呼称となったらしい。初出は浮世草子・好色万金丹（1694 年）で、「丸山の噂，南京の小話，漢浦塞（カボチャ）の踊り，阿蘭陀の銭よむまねなどするうち」という表現がある（精選版日本国語大辞典」小学館より）。あと「キセル」はクメール語が語源だ。もともとは「管」の意味だった。

　クメール語の文字は独特で，僕も以前独習したことがあるが，難しいのと時間がないので現在は学習を中断中だ。

　ぱっと見，タイ語と文字が似ている。これはインドのブラーフミー文字系譜に属するためで，ビルマ語，カンボジア語，タイ語，ラオス語がブラーフミー文字系譜に属する。

　Google 翻訳で「こんにちは」をクメール語に直すと，こういう文字が出てくる。

សួស្តី

　最近のネット環境は素晴らしくて，スピーカーのボタンをクリックすると発音もわかる。「スオスタイ」って感じの発音が確認できる。ぼくが今でも覚えている，わずかなクメール語の 1 つだ。

　ブラーフミー文字は 2,300 年ほど前にインドの最初の統一国家となったマウリヤ国で生まれた。東南アジアがインドの影響を大きく受けてきたことが，ここからもわかる。ただ，Wikipedia で調べると，オリジナルのブラーフミー文字はあまりクメール語に似ていない[36]。

36)

　ついでながら，同じブラーフミー文字に属するミャンマー語で「こんにちは」は，

မင်္ဂလာပါ

だ。発音は，「マインガラーパー」って感じ。ぼくは 1998 年に一度ミャンマーを旅行したことがあるが，もう言葉とかはすっかり忘れちまったなあ。

　タイ語で「こんにちは」は，

สวัสดี

「サワディ」と読む。サワディカップということが多い。タイには何度か行っているし，数年前（コロナ前）にも学会の講演で0泊2日（！）の弾丸出張をやったので，こちらの挨拶くらいは覚えている。

　ラオスにはストップオーバーでヴィエンチャンの空港に立ち寄ったことしかない。いつかは旅してみたい国の1つだ。

　ラオス語で「こんにちは」は，

ສະບາຍດີ

である。「サバイディー」というらしい。

　こんな感じで，ブラーフミー文字由来の文字は，オリジナルのブラーフミー文字とはあまり似ていないのだが，派生したクメール語，ミャンマー語，タイ語，ラオス語はなんとなく形が似ていて面白い。ちなみにクメール語の文字は，基本骨格たるくねくねした文字があり，その上とか下とか横とかに別のくねくねをくっつけて構成されている。機会があったらクメール語はまた勉強してみたい。

　ちなみに，東南アジアにはラテン文字系譜も存在する。インドネシア語，マレー語，フィリピノ語，ベトナム語だ。ギリシャやローマとの交易の影響で文字が伝わったのだろう。ただし，ベトナム語はかつて漢字表記だったが，フランス植民地時代にラテン文字表記に変更となった。

　ラテン文字……アルファベットだとぼくらも読める（意味はわからないが）が，ブラーフミー文字は勉強しないと何がなんだかチンプンカンプンだ。カンボジアに行っても，標識とか店の看板もほとんど理解できない。残念だ。

　カンボジアには（それなりに）多くのベトナム人がおり，またベトナムにも多くのカンボジア人がいるのだが，カンボジア語とベトナム語は言語的にも文字的にも全然違うため，「外国語」としてそれぞれ学ぶしかないようだ。東南アジアではインドネシア語とマレー語のみ

が類似しており，それぞれ会話が成立するそうだ。スペイン語とポルトガル語の関係のようなものだろうか。

カンボジアの宗教

ヨーロッパはキリスト教文化，中東はイスラム教文化だが，東南アジアでは宗教も複雑だ。

　カンボジアはアンコール・ワットのヒンドゥー教の影響も残っているが，現在は基本的に仏教国家だ。ミャンマー，タイ，ラオスも同様だ。

　イスラム文化圏はインドネシア，マレーシア，ブルネイで，キリスト教文化圏がフィリピンと東ティモールだ。かつて，フィリピンはスペインの植民地であり，東ティモールはポルトガルの植民地だった。

　2002年に東ティモールがインドネシアから独立したとき，調停した国連東ティモール暫定行政機構（UNTAET[*10]）の代表だったのが，セルジオ・デ・メロというブラジル人だった。ブラジルも言語はポルトガル語だったから，言葉が通じたのは大きかっただろう。このときの交渉の様子は Netflix で映画化されている（「セルジオ：世界を救うために戦った男」グレッグ・バーガー監督，2020年）。

　カンボジアの通貨はリエルだが，米ドルを使う機会のほうが多い。お釣りでリエルがもらえる程度だ。

　ちなみに，カンボジアで使われる米ドルは偽札が多いと言われ，その偽ドルは北朝鮮が作っているという噂がある。なので，ぼくもカンボジアでもらったお釣りの米ドルは他の国では怖くて使わない。あくまで「噂」なので，どのくらい偽札が流通しているのか，についてはわからないけれど[37]。

　ちなみに，ベトナムとシンガポールには独占的な宗教は存在しない。

　仏教は周知のとおり紀元前5世紀頃にインドで生まれた。が，そのインドではヒンドゥー教のほうが勢力をもつようになり，仏教文化は周辺諸国に流出した。3世紀頃にスリランカに，その後11世紀頃にミャンマー，カンボジア，タイ，ラオス，ベトナムに伝来されたと

*10
UNTAET : United Nations Transitional Administration in East Timor

37)

いう。

　東南アジアの仏教は上座部仏教で，中国・日本に伝播した大乗仏教とは異なる。

　大乗仏教は在家信者でも救われるとし，上座部仏教は一定期間の僧院での修行を必要とする。インドでの修行は，気候風土が類似した東南アジアでも修正が不要で，それで上座部仏教が普及した理由といわれている。

　なお，ぼくが若い頃は上座部仏教は「小乗仏教」と呼ばれていた。「小乗」とは小さな乗り物のことで，修行により個人が個別に解脱する，という意味が込められているそうだ。が，これは大乗仏教の立場から呼んだ，いわば蔑称であり，現在では使われない。上座とは，仏教組織内で尊敬されるのことで，比丘とは男性の出家修行者のことだ。女性は比丘尼という。

　後述するが，カンボジアでは当初は大乗仏教が普及していた。それも，ヒンドゥー教と混交した，特殊な宗教の信仰だったようだ。だから，有名なアンコール・ワットにはヒンドゥー教と仏教の両方の影響が認められる。しかし，カンボジアは15世紀にタイのアユタヤ朝に滅ぼされ，それ以降カンボジアは上座部仏教を信仰するようになった。

　もっとも，20世紀になってポル・ポトによる共産主義政権がすべての宗教を否定したため，仏教も一時迫害の対象となり，たくさんの僧侶が殺された。21世紀の現在はカンボジアは再び上座部仏教を信仰する国となっている。

カンボジアの文化

宗教をみてもわかるように，東南アジアの文化は土着の文化が発展したというよりも周辺諸国の文化を輸入して成立した側面が大きい。岩崎育夫はこれを周辺諸国，具体的には中国とインドの農業生産力に帰している。

　我々が昔社会科で習った四大文明。それは巨大な河川と大きな平原を有し，大量の農業生産や人口増加を可能とした土壌に起きた。中国

の黄河文明とインドのガンジス文明。四大文明自体は，学術的な用語ではないそうだが（日本と中国でのみもっぱら使われているらしい），いずれにしても，東南アジアにはこのような農業生産力を担保する土壌がなく，切り立った山脈やジャングルなどが多数存在した。このため，東南アジアでは独自の文明や宗教が育たず，大文明が発達したインドや中国から，それらを輸入した，というのだ。

　もっとも，東南アジアにも多民族を支配した「帝国」は存在した。それが，アンコール・ワットのあるアンコール国だ。これはトンレサップ湖という水源があったため，これを利用し農業生産力が高かったためとされる。国力と農業生産力（食糧生産力）は密接に関係しているのだ。

カンボジアの国王

カンボジアの歴史は後で触れるが，現在のカンボジアは立憲君主制の王国である。現国王はノロドム・シハモニだ（1953 年生まれ。2004年即位）。

　カンボジア国王は，国民統合の象徴である。1993 年に制定され，1999 年に改正されたカンボジア王国憲法にも国王は君臨するが統治しない象徴的存在であることが規定されている。つまり，日本の天皇制によく似ている。

　君主制をもつ国家は第一次世界大戦，第二次世界大戦以降激変しているが，東南アジアにはカンボジア，タイ，ブルネイ，マレーシアが君主制を維持しており，比較的君主制の多い地域である。

　カンボジア国王といえば前国王のノロドム・シハヌークが有名だ。現国王のシハモニはシハヌークの 6 番目の妃との間に生まれた。

　シハヌークは 2004 年に健康状態を理由に退位を表明した。カンボジアの国王も，日本の天皇同様，終身在位が基本である。だから，カンボジアでも日本同様，国王退位は大問題になった。王位継承権をもつ者には首相の経験もあるフンシンペック党党首のラナリット（やはりシハヌークの息子）もいたが，最終的にはシハモニが国王に選ばれ，2004 年 10 月に戴冠式が行われた。シハヌークはがんの治療の

ために北京に在住することが多くなっていたが，2012年に89歳で
逝去した。

カンボジアの歴史

フランス植民地時代までのカンボジアの歴史は，プレ・アンコール，
アンコール，ポスト・アンコール時代という大きな区分けがされてい
る。
プレ・アンコールは西暦802年まで，
アンコールは802〜1431年，
ポスト・アンコールは1431年以降，
を指す。

　カンボジア（カンプチュア）は，クメール人（クマエ）で，上座部
仏教を信仰し，農業に従事する集団からなる国家，というイメージが
ある。

　もちろん，カンボジアにもクメール人以外の民族は住んでいるし，
イスラム教徒など他の宗教を信仰する人はいるし，非農業従事者もい
る。が，こうした「典型的なカンボジア人」＝農業に従事する仏教徒
のクメール人がカンボジアという国家のエートスをなしているという
イメージが強いのだ。

　研究者ですら「カンボジア人を研究するとは，カンボジアの農民を
研究することだ」と公言する者もいる。たとえば，「カンボジア人は
農民である」という考え方は，ポル・ポトが1975年に都市から住民
を追放し，地方で（強制的に）農業に従事させた問題と無関係ではな
い，と北川香子は指摘する。

　また，カンボジア人とはクメール人である，という観念は民族主
義，ナショナリズムを励起させ，近隣から移住してきた多民族に対す
る敵対意識などへの根拠となっているのかもしれない。これはカンボ
ジアのみならず，どこの国でもよくある民族主義だ。

　さて，カンボジアの歴史を理解するには，東南アジアの歴史全体を
理解しなければならない。カンボジアの歴史は周辺諸国の歴史と非常

に密接に関係しているからだ。この辺，明治維新までは他国の歴史と自国の歴史の関連性が乏しい島国日本との大きな違いである。他国の歴史的な出来事が日本のそれに強い影響を与えたエピソードは，たとえば白村江の戦いとか，元寇など，わずかなエピソードに限定されているようにぼくには思える。

インドシナ半島は中国とインドに挟まれている。が，両国のインドシナ半島への影響は，相対的には小さかった。

中国は東アジアで漢字と儒教の中国世界を形づくっている。北朝鮮，韓国，日本も歴史上，中国から大きな影響を受けている。一方，南アジアはインドの影響下にある。インドはヒンドゥー教のインド世界であり，近隣のパキスタン，スリランカ，バングラデシュ，ネパール，ブータン，モルディブはインドの影響を強く受けている。

その中間に位置する東南アジアの場合は東アジアや南アジアのように，ヘゲモニー的な影響力を与える国や勢力が存在しない。中国からもインドからも，（比較的）強い影響を受けてこなかったのだ。あえていえば，ベトナムが中国からの影響がいちばん大きい国だと思う。たとえば，ベトナムの官僚制度は中国由来だという。文化圏は異なるが，カンボジアものちに中国からの影響を強く受ける。それは，言語や文化や宗教ではなく，共産主義というイデオロギーであった。クメール・ルージュ時代のカンボジアである。

東南アジア諸国は多様な民族，多様な宗教が混じり合い，対立し合い，侵略したり，されたりを繰り返して現在に至っている。

*11
AEC：ASEAN Economic Community

他方，2015 年に ASEAN 経済共同体（AEC*11）が発足されるなど，東南アジア諸国の共同体制は東アジアや南アジアのそれとは異なり堅牢なものである。

東アジアも南アジアも，ここ数十年はむしろ対立のほうが強くて協調体制がとれなくなっている。東アジアでいえば，中国，北朝鮮，韓国，日本，台湾，（香港）の関係だ。

インドネシアには「多様性のなかの統一（ビンネカ・トゥンガル・イカ）」という言葉があるそうだが，東南アジア全般においてもこの「多様性の中の統一」という考え方が当てはまるのかもしれない。東

70

アジアにはない概念，かもしれない。

とはいえ，ASEAN のなかに，「ユーロ」のような共通の通貨があるわけでもなく，ヨーロッパ連合（EU）などと比べると，このつながりは「緩い」。

ASEAN は東アジアとコラボしている。アメリカともコラボしている。外的な連携のやり方も，ASEAN は多様だ。

プレ・アンコール（西暦 802 年まで）

さて，紀元 1 世紀頃にカンボジア南部からベトナム南部のメコン川デルタ地帯にかけて扶南という王国があった。首都は東部にあるヴィヤダプラだ。

この扶南がカンボジア史の開始点だという学説がある。ただし，扶南の人たちがどういう民族であったかもはっきりしておらず，彼らの使った言語すら不明なままだ。

「伝説」によると，インドから渡来したバラモンのカウンディンヤと，地方の王侯の娘ソマーの夫婦が扶南を建国したという。

その後，扶南は近隣諸国と戦争をしたり，中国やインドと交流をもったりしたという。4 〜 5 世紀には「第 2 の」カウンディンヤがインドからやって来て扶南王になり，「天竺の法」を用いたという。さらに 503 年にはジャヤヴァルマンという王が，中国の宮廷から「安南将軍扶南王」の称号を与えられた。

ジャヤヴァルマンが 514 年に死亡すると，その「庶子」であるルドラヴァルマンが即位，539 年に中国の梁に遣使している。この時代は中国ではいわゆる「三国時代」で，ルドラヴァルマンは，呉から，数か国を経て成立した梁に使いを送ったのだ。ちなみに，日本が厩戸王（聖徳太子）の時代に初めて遣隋使を派遣したのが 600 年である。

5 世紀頃にはクメール人による真臘という王国が誕生する。最初の根拠地はトンレサープ湖の北東岸地域という説もある。最初の王はシュルタヴァルマンとも，シュレシュタヴァルマンともいわれる。

その後，バヴァヴァルマンが王となり，バヴァヴァルマンと弟のチトラセナ＝マヘンドラヴァルマンが扶南攻撃を行った。7 世紀には扶

南を滅ぼし，これを併合。現在のカンボジアの西北部を除くほぼ全域を支配したという（異説もあるようだが，ぼくは門外漢なので通説のみここでは示す）。

アンコール（802～1431年）

その後，王位はバヴァヴァルマンII世，ジャヤヴァルマンI世と続いていき，支配権が拡大していくが，ジャヤヴァルマンI世が男子の後継者を残さなかったために，8世紀になるとカンボジアは無政府状態に逆戻りした。いくつかの王国が分裂して存在していたらしい。

その間，ジャワの勢力が拡大し，現在のインドネシアのみならず，カンボジアやベトナムまで勢力を拡大していたのだという。

真臘の遺跡にはサンスクリット語の資料だけでなく，クメール語の碑文が残されている。真臘が，クメール語を使うクメール人の国家だったことが推察される。現地の碑文に「カンブジャ」という国号が使われており，これが現在のカンボジアやカンプチアといった語の元になっている。

その後，真臘王国は南北に分裂，南部のそれは水真臘と呼ばれ，ジャワ王国の支配下に入る。

9世紀に南北に分かれていた真臘王国をジャヤヴァルマンII世が再統一し，アンコール王朝（クメール王朝）を誕生させる。アンコール・ワットができたのはスールヤヴァルマンII世の時代である（1113年即位）。

アンコール・ワットなどの巨大建築物をつくるには水利事業による農業の発展や中央集権的国家体制整備，都市への人口集中が必要だった。このときがカンボジアの最盛期で，かなり強力な国家を形成していたようだ。

ジャヤヴァルマンII世以降も王位継承を繰り返しながら，周辺諸国との緊張関係が続いていく。たとえば，西暦1076年には中国と大越（ベトナム）に戦争が発生し，カンボジアはチャムと中国側について戦闘に参加している。チャム族はカンボジアやベトナムの南東部にチャムパ王国をつくっていた。カンボジアやベトナムに住む少数民族

で，現在も独立運動を繰り広げている。

　アンコール・ワットは，トンレサップ湖の北に位置する「アンコール遺跡群」の1つを成す。アンコールはクメール語で王都，ワットは寺院を意味する。ヒンドゥー教の寺院であったが，16世紀に仏教寺院に改修された（上座部仏教）。

　アンコール遺跡のなかで，アンコール・ワットの北に位置するのがアンコール・トムである。トムとはクメール語で「大きい」という意味らしい。アンコール・ワットはヒンドゥー教の寺院だが，アンコール・トムはヒンドゥー教と大乗仏教のハイブリッド寺院である。ぼくはアンコール・ワットを一度訪問したことがあるが，アンコール・トムには行ったことがない。

　そのアンコール・トムをつくったジャヤヴァルマンⅦ世もチャム軍と戦争し，1203〜1220年までチャンパを併合している。1283年にはチャンパ経由でモンゴル軍が侵入した。そのとき，ジャヤヴァルマンⅧ世はフビライ皇帝に貢物を贈っている。インドシナ半島諸国と中国，インドは緊張関係を続けており，戦争や領土の収奪を繰り返していたが，アンコール時代までのカンボジアは貢物を贈るなどして占領，侵略を免れていたのだろう。

　アンコール時代最後の王の即位は1327年。ジャヤヴァルマディパラメシュヴァラ王である（長い）。

　前述のとおり，アンコール・ワットは最初はヒンドゥー教の寺院としてつくられ，のちに上座部仏教の寺院に転化したという不思議な場所である。では，カンボジアではヒンドゥー教と仏教は仲よくやっていたのかというとそうでもなく，遺跡からはヒンドゥー教徒が破壊した仏像が発見されたりしている。

　アンコール・ワットには拷問を描写する浮き彫りもみつかっている（本多勝一がそれを指摘している）。そのことを，一見，おとなしいクメール人にも恐ろしい残虐性が潜んでいるのだ，という説明に使う人もいるようだけど，むしろ「どんな人にも恐ろしい残虐性は発動されかねない」と一般化したほうがより妥当性が高いのではないか，とぼくは思う。王国の時代にも象に人を踏み潰させる，といった公開処刑

も行われていたそうだ。

　15世紀，アンコール国はアユタヤ王朝によって崩壊する。1417年に王位にあったポニェ・ヤートはアユタヤ王朝のシャム人たちとの戦争を続けていた。アンコールの防衛は困難で，シャム（タイ）に近すぎたため，王は遷都を重ねて，最終的にトンレサップ湖の反対側にあるプノンペンにたどり着いたのだ。農業の発展や都市化，中央集権国家の設立には便利だったアンコールであったが，西からのシャムからの攻撃には脆かったのだ。

　日本やヨーロッパの多くの都市がそうであるように，都市の形成には大きな川が流れているのが重要だ。交易に使えるからである。メコン川やトンレサップ川が流れるプノンペンではしたがって，交易が盛んになり，商都として栄えた。現在でも，メコン川流域は外国人などが泊まるホテルが並んでおり，そこから見る夕日と川の風景は実に美しい。川沿いをジョギングするのも楽しい。

ポスト・アンコール（1431年以降）

その後，ノリャイ・リャチャ王を経て王位を継承したスレイ・リャチャ（ノリャイの弟）は1468年に即位した名君であったと伝えられる。アユタヤ王朝に奪われた領地を取り返そうと攻撃命令を下したのだ。しかし，この攻撃中に甥であったスレイ・ソリヨーテイがプノンペンで謀反を起こした。スレイ・リャチャはプノンペンに引き返し，スレイ・ソリヨーテイと戦い，これに勝った。そこにはシャム王の戦争支援があった。スレイ・リャチャは息子をシャム王の養子にし，戦争で奪われ，そして奪い返したクメールの領地をシャムに返還した。

　1504年にスレイ・リャチャが亡くなり，政争に勝ったのは無名だったスダチ・カォンだった。しかし，スダチ・カォンによって追放されていた，王族のアン・チャンが亡命先のシャムから戻り，スダチ・カォンを処刑して自ら王位につく。後のボロム・リャチャⅢ世だ。ボロム・リャチャⅢ世とその息子のボロム・リャチャⅣ世は名君で，カンボジアは安定していたという。

　カンボジアはシャムとラオスと戦争をしたり，また仲よくなったり

を繰り返していた。シャムはカンボジアを攻撃しようとしたが，モン族（現ミャンマーの一部族）から攻撃を受けており，この驚異からカンボジアと同盟関係を結んだりもした。

　15世紀になるとプノンペンには中国人，マレー人，日本人，そしてポルトガル人の商人がよく訪れていた。戦国時代から安土桃山時代，江戸時代にかけては，多くの日本人が東南アジアに渡って日本人町をつくっていた。シャム（タイ）やルソン（フィリピン）などであり，市川染五郎（現・松本白鸚）主演の大河ドラマ，「黄金の日日」はその時代が舞台である。ルソンで豪商となった呂宋（ルソン）助左衛門が主人公だった。その助左衛門はのちの大河ドラマ「真田丸」にも登場している。

　17世紀当時，カンボジアの商都はプノンペン，王都はウドンだった。そして，どちらにも日本人町があったという。メコン本流は「日本河」と呼ばれており，日本との交易が盛んだったらしい。

　日本からみると，当時のカンボジアは仏教の聖地として知られていた。長崎の通詞，島野兼了がアンコール・ワットを訪問，「祇園精舎の図」という絵図面を作成した。1632年には肥州（肥前，肥後）の森本右近太夫が来訪し，仏像4体を奉納したという。

　また，スペイン（イスパニア）人も来ており，シャム人の侵攻に備えてカンボジアはスペインを味方につけようとした。しかし，結局カンボジア軍はシャム軍に敗れた。シャムはカンボジアの宗主国となったが，プリャッ・チャウ・ソン・タム王の時代になってシャムの宗主権を拒否（1617年）。翌年，王位についたチェイ・チェターはウドンに遷都した（1620年）。

　ウドンはプノンペンの北西40kmほどに位置する都市である。川は交易には便利だが，逆に外敵の侵入門戸でもあり，プノンペンではメコン川などからベトナムの水軍などが攻撃してきて，防衛は大変だった。つまり，ウドンへの遷都は，アンコールからプノンペンへの遷都同様，軍事的な理由だったようだ。

　19世紀になり，メコン川下流にあるベトナムがフランスの植民地となり，ここからの侵入リスクがなくなった。そのため，ノロドム王

によってプノンペンは再びカンボジアの首都に返り咲くのだが，それはまだのちの話である。

　その後，17世紀末までシャムとの諍いは少なくなったという。逆に，この頃からカンボジアを脅かし始めたのは東側にいたベトナムだった。また，チェイ・チェターが亡くなった後のカンボジアは内部抗争が続いて，これも国を衰退させた。

　この後も，カンボジアの王朝は時にシャムとくっついたり敵対し，時にベトナムにくっついたり敵対しながら内部抗争を繰り返した。そのシャムもまた，ビルマ軍に攻撃されたりして，東南アジアの情勢は複雑な戦国時代の様相であった。1775年にアン・ノン王子（アン・ノンⅡ世）が即位するまで，この混乱は続く。

　その頃，ベトナムでは内乱が起きていた。不利に陥ったサイゴンの軍隊はクメールに支援を求めるがアン・ノンは拒否。ベトナムはカンボジアに軍隊を送るが，軍備を増強していたカンボジアはこれを撃破。ベトナムへの隷属状態をひっくり返すとともに，シャムから疑念を抱かれないよう配慮したという。この頃，シャムは強大な国になっており，カンボジアやラオスを支配下においていた。

　しかし，1779年にアン・ノンがベトナム人の刺客に暗殺されてから，再びカンボジアは内乱や外国からの脅威のために，混乱を繰り返すようになる。

　1794年にはシャムに住んでいたアン・エン王子が即位し，カンボジア入りする。カンボジアは，アン・エン王時代は比較的平和だったが，それでもカンボジア西部はシャムに併合されてしまった。シャムのほうが強大な国家だったからだ。

　アン・エンは失意のうちに病没し，その後は部下のポックが摂政となる時代が来る。1797〜1806年である。その後，即位したのがアン・チャン王だ。この頃は，国の半分はシャムに，もう半分はベトナムに支配される時代となる。

　1817年にカンボジアを大洪水が襲ったが，カンボジアを管理していたベトナム人官僚は引き続き厳しい取り立てを続けた。農民たちは不満を爆発させ，反ベトナム抵抗運動を起こした。

　一方，シャムのほうも軍隊をカンボジアに送り，住民を拉致したりしていた。

　カンボジア国内でシャム軍とベトナム軍の戦闘が繰り返され，国土は荒廃し，失意のアン・チャン王は 1834 年に崩御した。

　アン・チャン王には息子がおらず，例外的に娘のアン・メイ王女が女王に即位した。この時代，カンボジアはベトナムに支配され，圧政を受ける苦難の時代となる。王室の王子，王女たちはベトナム人支配者に次々逮捕されていった。

　これに対し，アン・ドゥン王子（のちにカンボジア王に即位）とシャム軍の連合軍が 1841 年から反乱を起こす。首都ウドンでの戦闘でここを奪回し，ベトナム軍は敗走した。しかし，1845 年から再びカンボジアを舞台にシャムとベトナムが戦争を開始する。

　この戦争が終わり，ようやくカンボジアに平和が戻ったのは 1847 年であった。結局カンボジアは 100 年以上も戦争につきあわされてきた。国は荒廃しており，1848 年に即位したアン・ドゥン王は国家の再建に尽力する。

　アン・ドゥン王は裁判所の設置，貨幣制度の復活，行政改革など，基本的国家としての枠組みをつくり直そうとした。戦争で僧侶が激減していたが，敬虔な仏教徒であったアン・ドゥン王は仏教の復興にも取り組んだ。しかし，隣国のベトナムやシャムからの脅威は続く。

　デビッド・チャンドラーによると，現在でもカンボジア王室にはベトナム派とタイ派がいるそうだ。日本の戦国時代もそうだが，攻撃されたからといって仲が悪くなるとは限らない。2017 年の NHK 大河ドラマ，「おんな城主 直虎」でも，主人公の井伊直虎のいる井伊家は周囲に攻められ続け，今川家，徳川家，武田家などに小突き回されるが，それぞれの人間関係は悪くなく，姻戚関係を結んだり，主従の関係を保ったりした。征服者であった徳川家康に取り立てられ，徳川四天王と言われた直虎の「息子」，井伊直政がその象徴といえよう。

　同様に，カンボジアにもベトナムシンパや，タイシンパが存在する（もっとも，これから述べる歴史的な経緯のために，ベトナム人を恨みに思うカンボジア人も少なくないと想像されるが）。

　アン・ドゥン王がここで支援を求めたのはフランスだった。

　15世紀以降，ヨーロッパの大航海時代の到来に合わせて，東南アジア諸国のほとんどがヨーロッパの植民地へと組み込まれていく。植民地化を行ったのは時代順にポルトガル，スペイン，オランダ，イギリス，フランス，そしてアメリカの順であった。これは，植民地化に必要な国家権力が集中する国王の統治が行われた順番である（アメリカには国王はいないので，もちろん例外だ）。

　まず，植民地化は交易に便利な拠点，港町とその周辺で行われた。中心となったのは前述のポルトガルとスペインで，1494年のトルデシリャス条約など，世界を二分割するような（手前勝手な）方法で，両者の植民地化が進んでいった。

　しかし，ポルトガルは小国だった。ゆえに，貿易拠点は抑えたもののその先の植民地拡大はできず，結局，後発のヨーロッパ諸国がこれに変わって植民地化を進めるようになった。東南アジアでポルトガルの植民地のまま残ったのは東ティモールだけだった。

　一方，スペインは貿易に便利なセブ島やルソン島（マニラがある）などを植民地化し，同時にキリスト教の布教に努めた。フィリピンはスペインの植民地となったのである。もっとも，19世紀にアメリカ・スペイン戦争でフィリピンはアメリカの植民地に転じるが。

　その後，オランダがインドネシアに進出し，ポルトガルが収めていたマラッカやスリランカも奪回した。

　ずっと遅れて植民地化政策に参入したのがイギリスとフランスだ。両者はインドを求めて争う〔プラッシーの戦い（1757年）〕が，その後イギリスがインドを確保する。ペナン，マラッカなど，マレーシアの主要都市やシンガポールもイギリスの植民地となった。ミャンマーが英国支配下のインドを攻撃したため，1852年にイギリスがミャンマーを攻撃，南部を自分たちの統治下に置き，のちにミャンマー全土をイギリスの植民地にした。マレーシアもイギリスの植民地になる。

　フランスは，1789年のフランス革命以降，第一共和政，ナポレオンによる第一帝政，王政復古，そして第二共和制を経て，ルイ・ナポ

レオンによる第二帝政時代に入っていた。すでに海洋交易の中心は先達に先を奪われており，フランスは19世紀にインドシナに進出した。現在のベトナム，ラオス，そしてカンボジアだ。コーチシナ戦争で半島南部を統治。その後，ベトナムに進出しようとする。当時ベトナムは中国の影響下にあったが，清が清仏戦争で破れたため，ベトナムはその後フランスの統治を受けるようになる。

　前述のように，アン・ドゥン王はシャムからの驚異に対抗するため，フランスの支援を求めた。フランスからのカトリック宣教師を迎え入れ，アン・ドゥン王は彼らのキリスト教布教にも協力した。

　ところが，ガチで仏教国のカンボジアでクメール人を改宗させることは難しかった。カトリックのボレル神父は書簡のなかで「クメール人はおそらく世のなかでいちばん改宗が難しい民族」と述べ，「クメール人ほど頑固で迷信を頑なに信じている人たちはいない」と，帝国主義時代らしい，上から目線で書いている。

　アン・ドゥン王はフランスとの同盟関係を結ぶためにナポレオンⅢ世に親書と貢物を送るが，この計画がシャムに露見し，同盟計画は頓挫してしまった。アン・ドゥン王はシャムから厳しく監視されるようになる。

　そのアン・ドゥン王は1860年に崩御，息子のノロドムが王に即位した。しかし，兄弟であるほかの王子たちがこれに反対，反乱を起こす。反乱を軍隊で鎮圧できなかったノロドム王はバンコクに逃走し，シャム軍の援助を得て首都ウドンの王宮に帰ることができた。これをきっかけに，再びカンボジアはシャムの隷属下に置かれることになった。1865年，ノロドム王は前述のように，プノンペンに遷都する。

フランス植民地時代

ノロドムはシャムやベトナムの脅威から自国を守るため，フランスの保護を必要とした。1867年に宗主国的立場にあったシャムが，カンボジアに対するフランスの保護権を承認した。1884年のフランス・カンボジア協約でカンボジアの主権は抹消され，仏領インドシナの一部となる。カンボジアはフランスの植民地となったのだ。

　フランス領インドシナ，すなわち現在のベトナム，カンボジア，そしてラオスが当時，フランスの植民地となった。同地域にあるタイだけは東南アジアのなかで植民地時代をもたない稀有な例外である。英国支配のミャンマー，フランス支配のベトナム，ラオス，カンボジアのちょうど間にタイが位置していたため，両国の緊張下で片方の進出が妨げられたというのも，タイが植民地化を免れた原因の1つだったようだ。

　東南アジア諸国が植民地化したのは圧倒的なヨーロッパとの軍事力の差が一因であった。逆に，植民地化を逃れたタイは国王のもと官僚制や軍制を改め，国家の近代化と中央集権国家をつくって欧米の植民地支配に抵抗した。この辺は同時代に植民地化を免れた日本の姿勢にやや似ている。

　東南アジアの植民地支配は現地の官僚を通じて行われた。植民地国家を支えるのは一般的に官僚と軍だが，東南アジア植民地では住民反乱が起きることはまれで，軍隊を必要としなかった。統治はもっぱら官僚機構を通じて行われた。

　そのなかで特殊だったのがカンボジアで，フランスは現地のカンボジア人（あるいはクメール人）を官僚に登用せず，フランス人が教育したベトナム人を官僚に用いて統治させることが多かった。これは，そもそもフランス植民地ではベトナム人の人口が圧倒的に多かったことが理由の1つ。もう1つの理由として，もともと中国支配下にあって官僚制度が発達していたベトナムの特質を生かしたといった理由があったらしい。

　フランスは仏教や王朝といった従来のカンボジアの伝統と文化を尊重するとともに近代化も積極的に推し進め，このとき中国人やベトナム人の労働者を大量に受け入れた。このことからクメール人の民族独立の意識は削がれた。

　しかし，1930年代になるとカンボジアに高等中学校や仏教研究所がつくられ，自国の新聞が発行されるようになった。これが影響して，国内に独立運動が起きるようになる。1941年に18歳で国王となったノロドム・シハヌークが独立運動を先導するようになった。

20 世紀以降

日本の影響

20世紀になると，東南アジアへの日本の影響が強くなる。当初は「からゆきさん」と呼ばれる売春婦など，限定的な東南アジア進出と日本人コミュニティがつくられた。

その後，第一次世界大戦で日本が「戦勝国」になると，海外での日本人の売春が問題視され，現地で「からゆきさん」は禁止となる。

代わりに進出したのは商社マンだ。インドネシアやマレーシアでの貿易を狙って，数百もの日本企業が東南アジアに進出した。

さらには軍である。この頃は日本軍もインドシナに進出していた。日中戦争が長引いたため，原料供給地を必要としていたからである。

すでに日本は東アジアの植民地化政策を進めていた。台湾が1895年，朝鮮が1910年。1932年には愛新覚羅溥儀を傀儡とした満州国が建国される。

しかし，アメリカの禁輸措置などで日本の軍事行動や産業活動に必要な一次資源（石炭，石油，ゴムなど）が調達できなくなり，東南アジアに進出する「南進政策」が必要となった。

1939年にドイツがポーランドに侵攻し，第二次世界大戦が始まった。その後，ドイツはフランスを占領する。

フランスの注意はヨーロッパに釘づけになる。その機に，どさくさ紛れに日本はフランス植民地政府の同意を得，ベトナム北部に日本軍を駐留させた。

ベトナム北部は中国の蒋介石政権への物資ルートがあり，日中戦争をしていた日本はルートを遮断する必要があったのだ。日本はその後，ベトナム南部にも軍を駐留，マレーシア，タイ，シンガポール，フィリピンと東南アジア諸国（植民地）を攻撃する。

こうして，ヨーロッパの植民地だった東南アジア諸国は，本国がドイツなどとの戦争に軍事力を割かれている間に，どんどん日本に占領されていった。タイは日本の同盟国となり，フィリピン，シンガポー

ル，インドネシア，マレーシア，ミャンマーは日本の軍政下に置かれた。

　こうした占領は前述のとおり資源の調達が主な目的だったが，日本軍は「東南アジアの開放」をその名目とした。しかし，その占領時代に虐殺や強制労働による大量の死者も出ており，単純に理想的なアジアの開放者と振る舞っていたのではなさそうだ。

　ただ，東南アジアにおける日本のリーダーシップやプレゼンスを確保すべく，アジア各国での「大東亜会議」を開催したり，東南アジアの若者を国費留学生として日本で学ばせたりした。

　また，日本はこのとき，ミャンマー，フィリピン，ベトナム，ラオスを独立させている。こうした独立国での軍の創設に関与したのも日本であり，そのなかにはアウンサン率いる「30人の志士」と呼ばれるミャンマーの軍人集団や，インドネシアのジャワ防衛義勇軍（PETA*12）もあった。

*12
PETA：Tentara
Pembela Tanah Air

　インドネシアのPETAはのちに対オランダ独立戦争で戦ったし，日本が育成した軍人，スハルトは後に国家元首となっている。

　逆に，日本が育成したミャンマーのアウンサンなどは抗日武力運動の中心となって，インパール作戦失敗後の日本と戦った。

　日本軍がカンボジアに駐留したのは1941年のことだ。ヴィシー政権下にあるフランスの統治が続いていたカンボジアだったが，そのフランスはドイツとの戦争で弱体化。日本と同盟を結んでいたタイがカンボジアを侵攻し，バタンバンやシェムリアップなどが占領される。1941年3月に東京で講和条約が締結され，フランス植民地だったカンボジアは日本の介入で再び領土を失った。日本軍は反植民地主義を支援し，カンボジアの独立を支援した。よって，多くのカンボジア人も日本を支持した。

　1945年にはインドシナ全域で日本軍はフランス軍を武装解除，行政権を取り上げた。国王のノロドム・シハヌークは日本の保護監督のもと，フランスの保護条約失効とカンボジアの独立を宣言した。シハヌーク国王が22歳のときである。

　ちなみに，1860年からカンボジア国王だったノロドム王とノロド

ム・シハヌークは別人である。

　ノロドム王はノロドム家の始祖とされる。これとは別に名門の家柄に前述のシソワット家があるが，ノロドム・シハヌークは両家の血を継いでいる国王だ。

　といっても，ノロドムもシソワットも源流は同じで，両者はアン・ドゥンの子である。ノロドムの本名はアン・ヴァティだ。シソワットの本名はアン・サルで，ノロドム王が崩御したのち，弟として王位についた（むっちゃ，ややこしいですね）。ノロドム・シハヌークの父はノロドム・スラマリットだ。

　ちなみに，カンボジアでは姓名の呼称は日本と同じで，姓名の順番に書く。シハヌークは，ファーストネームなのだ。しかも，父のファーストネーム・自分のファーストネーム，と並べることも多い。自分の子どもにはやはり自分のファーストネームがラストネームになる。まるでしりとりだ。

　また，生後名前を変えることも多いようで，これは日本の戦国時代の武士のようだ。ただ，カンボジアの姓名については資料によって書いてある説明が違うので，いまだにぼくは「一般法則」がよく理解できていない。

　形式的には，カンボジアはフランス植民地支配を逃れて，（日本の庇護のもとで）独立した。シハヌーク国王を元首とする日本の傀儡国家である。首相には，反フランスデモの後で日本に亡命していたソン・ゴク・タンが任命された。

　1945 年 8 月に日本は無条件降伏し，太平洋戦争は終わる。ここで，カンボジアは真の意味での独立を得た。

　しかし，この独立は短命に終わる。同年 10 月に再度，カンボジアはフランスの植民地に戻ったのだ。ソン・ゴク・タンは日本と協力していた罪に問われ，逮捕されてフランスで軟禁状態となる。

　敗戦後，日本は独立していた東南アジア諸国に賠償金を支払う。ミャンマー，インドネシア，フィリピン，そして南ベトナムに対してだったが，実際にはそれ以外の国にも無償経済協力金という名の賠償金を支払っていた。カンボジアにも 1959 年に 420 万米ドルが支払

われている。

反仏独立運動，そしてカンボジア王国の独立

再び，フランスの植民地となったカンボジア。それでも反仏独立運動はその後も続く。共産主義者たちがインドシナ共産党を設立し，ベトナムの統一戦線（ベトミン）と協力して，抗仏，独立運動が行われた。カンボジアの共産主義活動の始まりである。

　フランスはカンボジア政府と協定を結び，憲法制定，政党結成などを許可，フランス生活の長かったシソワット家のユティポン王子が民主党を立ち上げ，選挙で過半数の議席を獲得した。

　シソワット家は 100 年以上続くカンボジアの王家だ。カンボジアの名門校，シソワット高校にもその名前が残っている。シソワットはカンボジアの王の名でもある。

　少し話が前後するが，ノロドムの後にカンボジア国王になったのがシソワット王だ。在位は 1904 〜 27 年。フランスの植民地支配に協力的な国王だった。

　シソワットの子どもがシソワット・モニヴォンといって，シソワットの次にカンボジア国王となる。フランスのヴィシー政府の支配や日本の支配も受けるが，どちらに対しても無力であったとされた。

　1941 年にシソワット・モニヴォンが崩御すると，モニヴォンの孫に当たるシハヌークがフランス総督の指名で国王となる。なお，モニヴォン王は多くの妻をもっていたが，そのうちの 1 人，ルク・クン・メアクのいとこが，ポル・ポト（本名，サロト・サル）である。

　ポル・ポトはもともと裕福な農家に生まれた。ノロドム・シハヌーク中学校でほぼフランス語による教育を受けた，という。クメール・ルージュのナンバー 2，ヌオン・チュアや，指導者層のイエン・サリ，ソン・センも裕福な家庭に生まれている。

　その後，ポル・ポトはフランス留学しており，フランス語を話せたというし，イエン・サリもカンボジアの名門であるシソワット高校を卒業し，のちにポル・ポト同様，フランスに留学した。留学期間は 3 年に及ぶ。留学中に共産主義に傾倒。フランス共産党は当時スターリ

ン主義だったのだ。そして，ロベスピエールやスターリン，レーニン，孫文らの名を挙げて革命を志す。留学は53年まで続いた。その後，共産主義のクメール人民革命党を結党する。

ところで，サロト・サルが「ポル・ポト」と名乗り始めたのは1976年のことだ。レーニン，スターリン，チトー，ホー・チ・ミンなど，共産主義指導者の多くが名前を変えている。地下活動のために名前を変えた，という説もあれば，権力の座についたという象徴として名前を変えたという説もあるようだ。

ウラジーミル・ウリヤノフがレーニンと名乗ったのは1912年のレナ虐殺事件にちなんで，という説があるそうだ。レナ川近くの労働者を軍隊が射殺した事件である。スターリンは英語のsteel，鋼鉄の，という意味だが，ヨシフ・ヴィッサイロノヴィチ・ジュガシヴィリが本名だ。ホー・チ・ミンは「物事に明るい人」という意味で，もともとはグエン・シン・クンという名前だった。

ユーゴスラビアの指導者だったチトーの本名はヨシップ・ブロズで，チトーというのは「お前があれをしろ（チトー）」という命令的文章から来たという。本当に。

フランスはインドシナ半島での植民地統治に苦慮していた。ベトナムでは民族解放闘争が起きており，フランスはこれを鎮圧できずにいた。1945年に日本が降伏した後，ベトナムはベトナム民主共和国として独立宣言をしたのだが，フランスはこれを認めなかったのである。

そうしたなか，カンボジアは1949年に部分的独立，1952年にシハヌーク国王が民衆党内閣を罷免，国会を解散し，王制に戻し，1953年にカンボジア王国として完全独立を果たす。

ベトナムの話を少し

少し，ベトナムの話をしなければならない。

以前からちょっと疑問だったのだが，ベトナムが南北に分かれた経緯はどういうものなのだろう。

調べてみると，南北ベトナム分割の歴史は古い。北ベトナムは紀元

前111年から中国（前漢）が支配して以来，南ベトナムとは別に統治されていた。その後，939年に呉朝という独立王朝ができるが，これもベトナム北部に特化した国だった。ベトナム南部に国土が拡張されてきたのは，11世紀になってからのことだ（南進）。ベトナム南部にはチャム族が支配する占城王国と呼ばれる国家があったのだが，南進のためにこの王国は15世紀に滅亡する。

　この後，ベトナムが再び南北に分割されるのは第二次世界大戦後のことだ。

　フランス植民地だったベトナムは日本軍統治の時代を経て，ベトナム帝国という傀儡国家ができる。しかし，日本が敗戦すると，ホー・チ・ミン率いるベトミン（ベトナム独立同盟会，ベトナムの独立運動組織のこと）が8月革命を起こして，1945年9月にベトナム民主共和国として独立宣言を行う。これを，植民地支配を継続したいフランスが拒否する。ベトミンとフランス軍の争い，独立戦争が起きる。

　東南アジアではイギリスやアメリカは独立を積極的に容認する立場をとった。が，フランスやオランダは独立を否定したため，諍いが各地で起きた。特にフランスはアフリカのアルジェリアでも独立を巡って争いが起き，同様のことがベトナムでも起きた。アルジェリア生まれのフランス人小説家，アルベール・カミュがアルジェリア独立運動に対して，難しい立場をとらざるをえなかったエピソードは有名だ。

　このため，ベトナムではフランス政府による保護国，コーチシナ共和国と，フランスに抵抗するベトナム民主共和国が両立する状態が生じた。15世紀以来の，南北ベトナムの分離である。

　1946年に，両国の間に第一次インドシナ戦争が勃発する。その後，フランス主導でベトナム全域を管轄するベトナム臨時中央政府がつくられ，これが1949年にベトナム国と転じ，ベトナムは再度統一された。

　が，第一次インドシナ戦争を終結させるための1954年のジュネーブ協定でベトナムは再び南北に分割される。

　分割されたベトナム国は南部を統括し，翌年に皇帝が退位してベトナム共和国となる。北部はベトミンによるベトナム民主共和国による

暫定支配が続いた。

　ベトナム民主共和国による共産主義勢力が強くなってきたため，フランスは反共主義国家の樹立を求めるアメリカの支援を受けなければならなくなる。アメリカはアメリカで，1950 年からの朝鮮戦争が終わり，反共のエネルギーはベトナムに向かったのだった。

　アメリカの協力でゴ・ディン・ジエムによるベトナム共和国が成立，ベトナム国は消滅した。北ベトナム（ベトナム民主共和国の勢力）とベトナム共和国は戦争状態になる。これが第二次インドシナ戦争，すなわちベトナム戦争である。

ジュネーブ協定後，シハヌーク統治下

ちなみに，ジュネーブ協定ではラオスやカンボジアも会談に参加していた。カンボジアの独立，ベトミン軍の国土撤退，国会選挙の実施が決定された。

　しかし，左翼政権に権力を奪われることを恐れたシハヌーク国王は王位を父に譲り，人民社会主義共同体（サンクム）を結成した。この父王が崩御すると，王位は空位のままとなった。

　シハヌークはロン・ノル（のちのカンボジア警察初代長官，首相）らと協力して他の政党活動を弾圧，サンクムは 1955 年の総選挙で 91 の全議席を獲得した。シハヌークは国家主席という立場になり，国政のトップとなり，専制政治をとる。

　シハヌーク統治下の専制政治では，非同盟中立外交を行った。中国とは友好的で，アメリカ，南ベトナム，タイの反共政権には批判的だった。1963 年に中国との友好不可侵条約を，64 年には北ベトナムとの秘密協定を結び，65 年にはアメリカと断交する。

　シハヌークの政権は，仏教国かつ王党派，保守主義，民族主義で，反共主義ではあるが，社会主義という立ち位置が微妙な政権だった。反米，親中なのだが，当時，カンボジアでは極左のカンプチア共産党があり，これがサンクムを脅かす野党として存在していたので，反共的でもあったのだ。ここも，ややこしい。

　この頃，ベトナムなど，近隣諸国は政情不安定だったが，カンボジ

アは平和だった。首都プノンペンは「東洋のパリ」と呼ばれた。現在でもこの時代がカンボジア最良の時代の1つだったといわれる（その後，最悪の時代がやってくるのだが）。

カンボジアは中国，チェコスロバキア，フランス，アメリカ，ソビエト連邦（ソ連），そして日本から多くの援助を受け，国のインフラや教育分野の発展が起きた。このような教育環境の進歩のなかで，ポル・ポトらはパリに留学したのだった。

カンボジアとベトナム戦争，ロン・ノルの無血クーデター

しかし，平和のときは長く続かなかった。カンボジアはベトナム戦争に巻き込まれ，カンボジア内でベトナム共産軍と南ベトナム・米軍の戦闘が行われる。ベトナム共産軍に国土を侵略されそうになったシハヌークは1969年にアメリカと国交を回復し，カンボジア領内でのベトナム共産軍に対し，アメリカ軍の爆撃を黙認した。このため，国内の左派（ポル・ポトのいるクメール・ルージュ含む）はシハヌークに絶望する。

ポル・ポトがカンボジア労働者党を結成したのが1960年。66年に共産党に改名。森の中で抵抗運動をしたり，北ベトナムや中国を訪問，当時の毛沢東の統治方法を学ぶ。68年よりシハヌーク政権に対する武装闘争を開始していた。中国で文化大革命が始まるのが1966年。ポル・ポトは毛沢東の思想に強く影響を与えられ，それがのちの無教育政策や虐殺に影響を与えたようだ。

そんななか，1970年，親米のロン・ノル将軍が無血クーデターを起こして王政を廃し，ここにクメール共和国が誕生する。シハヌークがフランスで休暇を過ごし，帰りにソ連を訪問している間のことだった。

一説によると，このクーデターはアメリカ情報当局（CIA）（？）が支援していたという。ロン・ノルはカンボジア国内で活動する北ベトナム軍を掃討するため，アメリカ軍のカンボジア進攻を認めた。

アンコール国の衰退以降，カンボジアはベトナムからの度重なる侵攻を受けていたので，ベトナムに対する感情はよいものではなかっ

た。アメリカによるベトナム人の掃討は，一定層に支持された。

　国王は追放され，北京に逃れ，周恩来首相の支援を受ける。北京に亡命したシハヌークはカンボジア民族統一戦線をつくって，かつては対立していた共産勢力，クメール・ルージュ（赤いクメール）と共闘する。そして，亡命政府「カンボジア王国民族連合政府」をつくる。

ベトナム人のいない，真にカンボジア人による内戦

ロン・ノル首相はベトナム人を嫌悪しており，ベトナム系住民を強制収容所に収容したり虐殺したりした。そこで，内戦にベトナム共産軍が参加し，ロン・ノルの政府軍と戦った。

　このロン・ノルに対抗したのが共産主義勢力「クメール・ルージュ（赤いクメール）」だ。彼らは，かつて対立していたシハヌークと手を組み，統一戦線をつくる。政府軍と共産主義勢力（とシハヌークによる統一戦線）による内戦が起きた。

　一方，ベトナム共産党の軍隊（北軍）もカンボジア国内に入り，親米的なロン・ノル政権と戦闘を繰り返した。

　カンボジア共産党と北ベトナムも 72 年頃には不仲になる。

　72 年にはクメール・ルージュと北ベトナムが対立，ベトナム共産軍をカンボジアから追い出そうという動きが生じる。73 年にベトナム和平協定が調印され，カンボジアからベトナムの影響が小さくなる。ベトナム人のいない，真にカンボジア人による内戦となっていった。内戦の間に 50 万人のカンボジア人が命を落としたという。

　当初は統一戦線だったのにもかかわらず，シハヌーク支持派もクメール・ルージュに弾圧されていく。

　1975 年にベトナム戦争は終結，アメリカはインドシナから撤退する。後ろ盾を失ったロン・ノルは国外脱出した。

クメール・ルージュによる，プノンペン住民の強制移住

同年には武装過激集団「クメール・ルージュ」が 5 年間の内戦に勝利し，首都プノンペンを陥落させた。ポル・ポトが実権を握る。「民主カンプチア」の誕生だ。

　クメール・ルージュによる，プノンペン住民の強制移住。名目は首都の人口が増えすぎ，飢饉を防ぐため，というものであった。しかし，真の目的は首都に敵が隠れているなかで，都市を破壊するためだったという。

　全国民を農民，労働者にして生産に邁進させ，都市を破壊し尽くす。歩行による強制移住のために数万人が死亡したという。4月のカンボジアは乾季で暑い。徒歩の行進は小児，高齢者，慢性疾患をもつものには大きな負担であった。強制移住は何度も行われたという。

　田舎に強制移住させられた国民は，食糧生産に従事させられた。「農業の国，カンボジア」の誕生である。これはマルクス・レーニン主義革命推進計画，と呼ばれた。

クメール・ルージュによるカンボジア人の大虐殺

76年にはシハヌークはプノンペンで幽閉，軟禁状態となる。同年，ポル・ポトがカンボジア首相になる。

　ポル・ポトはフランス留学経験があり，フランス語を解する知識人だったが，すべての古い価値，思想，制度と決別し，あらゆる搾取を追放して理想的な原子共産主義社会の設立を企てた。

　クメール・ルージュは通貨，学校，私有財産，裁判所，市場，宗教（仏教）などを全否定した。家族も解体され，大人同士，子ども同士だけの集団生活が強いられた。成人は男女分けられ，小児も大人とは別に集団生活する。男子だけが寝泊まりする宿舎，女子だけが寝泊まりする「長屋」の様子は本多勝一の『検証・カンボジア大虐殺』（朝日文庫，1989年）で描写されている。旧体制時代の官僚，政治家，兵士などは処刑された。

　また，外交面では親中国のままだったが，ベトナムとは敵対し，国内にいるベトナム人を抑圧し，さらにはベトナムと国境戦争を起こして断交した。

　1976年5月から1979年1月まで，ポル・ポト政権はプノンペンに秘密尋問拘留センターを設けた。俗にS21と呼ばれる機関だ。S21のSはクメール語のサラ，つまりホールを意味した。21はサンテバ

ルというカンボジアの特別警察につけられた暗号番号だった。「国家に対する罪」に問われた1万4千人もの男女がS21に連行，尋問，そして拷問を受けた。

連行された者のうち，生存者はわずかに7名。残りはすべて殺されている。ここに収監された男女は，さまざまな拷問の犠牲になった。

のちに，ベトナム人カメラマンが偶然この建物を発見する。1979年1月のことだ。かつては高校として使われていたこの建物からは腐乱死体のようなにおいが漂っていた。中からは手かせ，足かせ，鞭，鎖といった拘束，拷問の道具と14体の死体が出てきた。ベトナム人はここを虐殺の博物館に転じた。ロン・ノル派の殺戮も行われ，将校や下士官が大量に虐殺された。政権内の政敵も粛清の対象となる。拷問も常態化する。

拷問は，18世紀フランスの恐怖政治時代や，1930年代のモスクワの見せしめ裁判，1940年代の中国，50年代のベトナムで行われた拷問などから着想を得たという。S21は捜査，司法，秘密警察などいろいろな側面をもつ施設・組織だったが，全体的にいえば，拷問と尋問がその主な業務だったようだ。

S21の外でも大量虐殺は起きた。悪名高い，クメール・ルージュによるカンボジアの大虐殺である。

カンボジアの大量虐殺は中国の大躍進政策やソ連のウクライナ集団化政策にも例えられる。

大躍進政策は毛沢東が1958年から行った鉄鋼，農産物の大増産運動だが，農作物の生産力は激減し，餓死者が大量発生した。1,600万～2,700万人が亡くなったといわれている[38]。

このとき「四害駆除運動」といって，スズメなどを大量に殺したのだが，スズメがいなくなったために大量発生したバッタによって農作物が激減したことがよく知られている。

四害とはスズメ，蚊，ネズミ，ハエのことで，感染症の媒介生物や果実や種子を食べるスズメなどを殺してしまえ，という生態学を理解しない素人（毛沢東）の発想が，大量の餓死者をもたらしたのだっ

た。

　ウクライナ集団化政策は，ソビエト連邦の独裁者だったスターリン
が，1926 年頃からの農作物の不足のために，当時「ヨーロッパのパ
ンかご」と呼ばれていた穀倉地帯のウクライナで行った農業の集団化
（コルホーズ）だ。収穫穀物のほとんどが徴収されたためにウクライ
ナには大飢饉が発生した。これをホロドモールという。

　ホロドモールにより疫病も発生し，人々は食料を失って人間の死体
を食べるようになった。400 万〜 1,450 万人以上の人が亡くなった
といわれている[39]。

　クメール・ルージュの指導者のポル・ポトもまた大虐殺を行う。医
師のような知識人は皆殺しにされた。150 万とも 200 万人ともいわ
れるカンボジア人がクメール・ルージュにより虐殺された。当時のカ
ンボジアは人口 800 万程度だったから，史上最大規模の虐殺といっ
てよい。

　医療行為や医学も全否定された。カンボジアの医療システムが崩壊
したのもこの頃だ。

ベトナムの侵攻とカンボジア難民の大量発生

1978 年から今度はベトナムがカンボジアに侵攻した。1975 年以来，
カンボジアのクメール・ルージュはしばしばベトナムと小競り合いを
続けていた。こういう反ベトナム的なクメール・ルージュに業を煮や
し，ベトナムはカンボジア侵攻を決定したのだった。翌年の 1979 年
にはプノンペンが陥落，クメール・ルージュはジャングルに逃げてし
まった。ベトナムが陥落させたプノンペンは人口が 5 万人程度しか
いなかったという。ポル・ポトが人々を田舎に強制的に追いやったか
らだ。

　しかし，このベトナムの侵攻をきっかけに，60 万人を超えるカン
ボジア人がタイに難民として移住した。

　冒頭でも述べたが，20 世紀は「難民の世紀」と呼ばれる。ここで
も大量の難民が戦乱の中で発生したのだ。これが「カンボジア難民」
である。

ベトナム軍によりポル・ポト政府は追放され，ポル・ポト派はジャングルに逃れ，ゲリラ戦を展開する。

カンボジアでは親ベトナムのヘン・サムリン政権がつくられた。国名もカンプチア人民共和国となる。幽閉されていたシハヌークは国外に脱出した。タイなど ASEAN 諸国がこれに反発し，問題は安定せず長期化した。

以降，ベトナムとヘン・サムリン政権 vs. クメール・ルージュの残党など（CGDK*13 と呼ばれる抗ベトナム勢力連合）とのゲリラ戦が延々と行われるようになった。抗ベトナム勢力連合とは，ポル・ポト派，元首相のソン・サン派，シハヌーク派による反ベトナム・反プノンペン政権三派連合のことである。

*13
CGDK：Coalition Government of Democratic Kampuchea

ベトナムは，ベトナム戦争時代は世界中から同情されていたのだが，戦後，ベトナムがカンボジアに侵攻したり，中国と中越戦争を始めたりすると，世論は厳しいものとなり，国際的に孤立した。

ベトナムが国際社会で活躍するようになるには経済発展が必要だった。これがドイモイ政策となる。

これには伏線がある。従来，ベトナムはソ連から経済支援を受けていたが，ソ連が崩壊してしまったために，支援を受けられなくなった。欧米からの経済支援が必要になった。

そのためにベトナムは，1980 年代にカンボジアから撤退する。撤退が完了したのは 1989 年のことだ。ベトナムは 1991 年に中国，1995 年にアメリカと国交を回復して ASEAN にも加盟，世界中と仲よくなって国際社会に返り咲いたのだった。

そのベトナムと長らく対立していたのが中国だった。中国とインドシナ半島は接しているのだが，インドシナの覇権をベトナムが握ってしまうと，これは中国にとっては驚異となる。そのため，中国は半越勢力としてのクメール・ルージュを支援してきた。クメール・ルージュがベトナムにしばしば攻撃を加えたのも，そのためだったのだろう。

しかし，クメール・ルージュの大虐殺が国際世論のなかで強く批判されてきたため，中国もクメール・ルージュを手放しで支援すること

はできなくなった。

　当時の中国は鄧小平の指導下にあった。クメール・ルージュ，すなわちポル・ポト派はそもそも中国の「四人組」の思想影響を受けてつくられたものだ。

　四人組は毛沢東の文化大革命実践の主導者で，江青，張春橋，姚文元，王洪文のことである。鄧小平は文化大革命時代に失脚し，追放されたが，文化大革命後に復活した政治家だ。逆に，四人組のほうは文革以後に失脚，いずれも逮捕されている。江青は死刑判決の後，自殺，王洪文は終身刑の判決を受けて獄中死，張春橋は死刑判決の後，出所，その後病没，そして姚文元も懲役を受けて出所後病没した。要するに，鄧小平としては，四人組の影響を受けたクメール・ルージュに好意的である根拠がなかったのだ（と思う）。

　中国は天安門事件で国際的に批判されていた。さらに，クメール・ルージュの問題でも非難を浴びるわけにはいかなかった。ベトナムが撤退したカンボジアで，中国はクメール・ルージュを支援し続けた。しかし，ポル・ポトら，虐殺の当事者を切り捨てることもやむをえないとも考えていた。

　鄧小平的にいえば，「ネズミを捕れなくなった猫は，どんな色であろうとも使えない猫」なのだ。

　ベトナムを支援してきたソ連にとってインドシナ半島は重要な拠点であったが，冷戦後に東欧諸国の民主化やソビエト連邦そのものの崩壊危機のあるなか，その重要性は相対的に目減りしていた時期だった。

　アメリカは，冷戦終結で世界のリーダーとしての地位を固めつつあったが，ベトナム戦争は最大の汚点の1つであり，インドシナにはあまり大きな影響力を及ぼせない立場にあった。

　このような世界のプレイヤーたちの思惑が重なり，ポル・ポト派は中国から見放され孤立し，ベトナムもカンボジアから手を引いた。ソ連もアメリカもこの時期，インドシナ半島の政情に強く首を突っ込みたくなかったようである。

カンボジア和平交渉

ところで，1980年代後半，日本はバブルともいわれる経済成長を遂げた。このとき，外交面ではアメリカとの関係が悪くなるのだが，関係が改善した国もある。たとえば，フランスだ。フランスは80年代に親日家のシラク首相のもとで日本の投資を受け入れ，次いで，社会党のロケール内閣がさらに日本の投資を受け入れた。フランスは当時経済的には苦境に立たされており，日本の経済力を活用しようとしたのだ。

日本は経済成長で豊かになったが，エコノミック・アニマルといったありがたくない呼ばれ方もしていた。経済だけではなく，国際的な政治的責任も果たさねば「一流国」とみなされない，という思いがあった。フランスとの関係改善は願ったり叶ったりだった。

日本の経済躍進は西側諸国から批判の対象となったが，冷戦時代は西側の（日本を含む）結束が大事で，対日批判は抑えられていた。冷戦が終結して，対日批判が強くなる可能性はあった。

フランスも冷戦時代はアメリカともソ連とも巧みな外交を行ってきたが，冷戦終結でその役割も消失してしまった。フランスもまた，国際的な立場が微妙になっていたのだ。

そんななか，海部俊樹首相（当時）とミッテラン大統領（当時）は会談を重ね，日仏関係は非常に良好となった。

そして，日仏が協力してコミットしたのがカンボジア和平交渉である。

当時のカンボジアにも，たくさんのプレイヤーがいた。シハヌーク派，ロン・ノル政権の流れをくむ元首相ソン・サン率いるソン・サン派，クメール・ルージュ派，そして政権をもつヘン・サムリン派である。シハヌーク派とソン・サン派はアメリカとASEANの支持を受けていた。クメール・ルージュを支援してきたのは中国だ。ヘン・サムリンはベトナムと仲がよい。こういう関係性である。

和平交渉は1982年からASEANを中心に始まった。次いで，1983年にASEAN5か国（インドネシア，タイ，マレーシア，シンガポール，フィリピン）とベトナム，ラオスを加えた「5プラス2」

方式が提案されるも，クメール・ルージュが反対。1985 年にヘン・サムリン政権・ベトナムと，抗越（抗ベトナム）三派，すなわちシハヌーク派，ソン・サン派，そしてクメール・ルージュの交渉が提案された。

ここで，旧宗主国フランスが関与，1987 年にはパリ郊外で，シハヌークとフン・セン首相との直接対話が行われ，対立関係にあったグループの信頼関係が醸成されようとし始めた。東西冷戦が終わろうとする同じ時期である。1989 年にはインドネシアで，ジャカルタ非公式会合が開催される。そして同年，インドネシア，フランス両国の呼びかけにより，カンボジアのプレイヤーたちと関係国が参加する，第一回カンボジア和平パリ国際会議（PICC*14）が開催された。

*14
PICC : International Conference on Cambodia

もっとも，この和平会議は物別れに終わり，2 か月もかけて話し合いをしたものの，かえって各プレイヤーたちの関係は悪くなってしまったという。

アメリカの（父）ブッシュ政権で，国務長官を務めていたジェームズ・ベーカーは，クメール・ルージュが参加する抗越三派支持の継続に疑問を感じるようになった。そこで，カンボジアの主権を取り上げ，国連に委託し「中立化」することを提案した。和平シナリオを国連常任理事国が中心になってつくるべき，と主張したのだ。これをベーカー・イニシアティブという。同様の提案はオーストラリアからもなされていた。これは「レッド・ブック」と呼ばれる報告書にまとめられ，ギャレス・エバンス外務貿易大臣の演説，「エバンス提案」で示された。

重要なシハヌークとフン・センの会談は 1990 年に東京で行われた。本来はタイで行ってもよかったこの会合を日本で行うことができたのは，タイと日本の関係が良好だったこともあるようだ。

2022 年現在首相のフン・センは，元クメール・ルージュであるが，当時はクメール・ルージュを脱退し，ヘン・サムリン派に入っていた。クメール・ルージュはこの会談を棄権，これがきっかけで，国際的には味方を失って孤立していくこととなる。

この和平交渉については，外務省南東アジア第一課の課長だった河

野雅治の『和平工作 — 対カンボジア外交の証言』（1999 年）に詳しい。特に，複雑な外交関係において，アメリカ，ソ連，中国，ベトナム，タイ，インドネシア，オーストラリア，フランス，イギリスなど多種多様なプレイヤーの思惑や立ち位置をまとめてくれているので，非常に勉強になる。

　1990 年に行われた東京の和平交渉はアメリカの意向にはなじまず，これにアメリカのソロモン国務次官補が不満を述べていたことが，最近の文書開示でわかっている。東京会議は日本が「戦後初の仲介外交」と意気込んだものの，十分な成果は得られなかったという。

　アメリカは，和平交渉のなかで明らかにベトナムとは対立しており，親ベトナムのヘン・サムリン首相とは距離をおいていた。ヘン・サムリン政権のフン・セン首相と当時の海部首相が会談を行ったことが，アメリカの気に入らなかった，というわけだ。日本政府はアメリカが肩入れするシハヌーク国王と海部首相との会談時間がより長かった，と言い訳したが，アメリカのご不満は解けなかったようだ。

　当時の日本外交がいかに独自色を出そうと努力しつつも，アメリカの顔色をうかがわざるをえなかった状況だったことを伺わせるエピソードだ[40]。

40)

　河野はカンボジア和平交渉において，「アメリカは我々に対しては『カンボジア問題に限っていえば，アメリカは日本を第六番目の安保理常任理事国とみなしている』とまで言い切ってくれた」と述べ，日本のプレゼンスを強調している。そして，「日本が国連安保理のメンバーとなる意義はなおさら大きい」とも。

　経済大国だった 20 世紀末の日本ならではの鼻息の荒さとはいえるが，当時のアメリカが本気で日本をそのようにとらえていたとは信じがたい。河野の言葉は事実だと思うが，アメリカサイドのコメントは，体のいいリップサービスだったのではなかろうか。

　インドシナでのアメリカのプレゼンスが「ベトナムのトラウマ」で下がっていたとはいえ，アメリカが日本を本気で対等なパートナーだと考えた瞬間は，歴史上 1 秒たりともなかった，今もない，とぼくは思っている。ましてや，2022 年現在，「経済大国」でなくなり，

かといって外交力もさして秀逸とは考えられていない日本が，安保理の常任理事国になる可能性は限りなく低いのではなかろうか。

それはともかく。

翌年，1991年のパリでの和平交渉で，ようやくカンボジアの内戦は終結。国連安全保障理事会は，文民，軍人による国連カンボジア暫定統治機構（UNTAC*15）を設置した（1992年，代表：明石康）。中立的な国連が直接行政を担当したのだ。

*15
UNTAC : United Nations Transitional Authority in Cambodia
*16
SNC : Supreme National Council

日本からも自衛隊が派遣される。カンボジア最高国民評議会（SNC*16）が設置され，議長はシハヌークとなった。SNCはシハヌーク派，ヘン・サムリン派，ソン・サン派，クメール・ルージュの4者の合同によるカンボジア政府だ。

1993年にはカンボジアは立憲民主政の国となり，国連カンボジア暫定統治機構（UNTAC）監視のもと，国民総選挙が行われる。ポル・ポト派は選挙をボイコットした。同年，立憲君主制，民主主義，自由市場経済を標榜する「カンボジア王国憲法」が公布され，シハヌークは再度国王になる。ポル・ポト派は非合法化された。UNTACは1993年からは統治を離れた。

1996年，クメール・ルージュのナンバー3だったイエン・サリが投降。彼は1979年の人民裁判で死刑判決を受けていたが，シハヌーク国王の恩赦を受けて釈放。1997年にはクメール・ルージュの重要人物だったソン・センもポル・ポト派に疑われて虐殺される。

そんななか，93年の選挙でフンシンペック党が第1党となる。王党派であり，シハヌークの息子のラナリットが第1首相となる。

1997年からはラナリット第1首相とフン・セン第2首相による政権となり，ポル・ポトは失脚。1997年，第1首相のラナリットは追放されてフン・セン単独政権になった。ラナリットは国外逃亡。

ここからカンボジアは，シンガポールやマレーシア，ベトナム同様の一党支配体制を基盤とした開発主義国家となり，遅れてやって来た経済成長を遂げる。労働集約型の外国企業を誘致し，特に多かったのが中国の縫製業だ。衣類の最大輸出先はアメリカ合衆国である。

*17
WTO : 世界貿易機関（World Trade Organization）

1999年にはカンボジアはASEANに加入，2004年にはWTO*17

に加盟する。同年，シハヌークは息子のノロドム・シハモニ王子に王位を譲った。

フン・セン政権は20年以上続いている。東南アジアに特有の，独裁と経済成長，長期政権の1例だ。フン・セン政権下での2004年以降，カンボジアは大きく経済発展を遂げる。2012年にはASEAN議長国を務めている。その反面，汚職もはびこり，2017年にはanti-corruptionのオフィスがつくられていた。シハヌーク元国王が2012年，89歳で崩御する。

フン・センの独裁は続き，2022年の時点で後継者は息子のフン・マネット（現・陸軍司令官）となることが内定している。

さて，ポル・ポト派である。

1998年にポル・ポトは死亡した。自殺と考えられている。

ラナリット，フン・セン両首相時代，彼らは国連事務総長に，ポル・ポト派の大虐殺を裁く国際法廷設置を要請した。イエン・サリの恩赦や，ポル・ポトの死亡でクメール・ルージュ時代の虐殺の責任が曖昧になるのを嫌ったのだ。

当初，国連はこの法定開設を渋っていたが，日本やフランスの後押しもあって法定は国連により承認された。最高刑は終身禁固とされた。カンボジア人と外国人による，いわゆる「混合法定」である。

国際法廷は2001年に設立，運営は2006年に開始された。この間，被告だったイエン・サリは2013年に87歳で死去，もう1人（イエン・シリト）も認知症を発症した後，死亡。2人が人道に対する罪で終身刑が確定した。

カンボジアの現在

駆け足で，カンボジアの歴史を振り返った。ぼくは歴史学のプロではないから，あれやこれやの間違いや勘違いはあるかもしれない（あると思う）。ご指摘いただければ，幸いです。

さて，カンボジアの現在だ。

ぼくが初めてカンボジアを訪問した2005年ごろはまだプノンペン

も貧しく，しばしば停電もあって，ビジネスもだめといわれてきたが，2022年現在，カンボジアはどんどんリッチになってきている。経済産業省のカントリーレポートやWHOのまとめが参考になる[41,42]。

　カンボジアの1人あたりのGDPは2017年で1,165米ドル，2022年にはこれが1,975米ドルまで伸びることが予測されている。サブプライムローン問題で経済成長率は一時悪化したが，その後は7%前後の大きな経済成長を維持している。

　プノンペンには富裕層が現れ，これまではみたことがない豪邸や高級外国車をよくみかけるようになった。首都プノンペンの人口も増え続け，2000年には約115万人だったのが，2020年には約198万人になることが予測されている。都市人口は2000年の18.6%から2050年には36.2%まで伸びる予定で，相対的に農村部の人口は減少し続ける見通しだ。

　一方カンボジアは，経済成長はしているものの，民主主義国家としての成熟に至ったとは言い難い。

　たとえば，カンボジアには十分な言論の自由，報道の自由はない。2021年の世界報道自由インデックスではカンボジアは世界144位である。ちなみに最下位は180位のエリトリア。179位が北朝鮮，178位がトルクメニスタン，177位が中国だ。日本は67位である[43]。

　北朝鮮と中国についてはいいだろう。エリトリアは東アフリカの小国で，紅海に面している。もともとエチオピアの領土だったが，1990年代に独立戦争の末に独立，中国で毛沢東思想や軍事を学んだアフェウェルキ大統領による一党独裁状態で，「アフリカの北朝鮮」と呼ばれているそうだ。トルクメニスタンはカスピ海に面した中央アジアの国で，トルクメニスタン民主党の実質上，一党独裁制の国だ。

　BBCによると，カンボジアでは2018年に独立系新聞の発行が停止され，フン・セン首相が直接影響力をもち，政府寄りの報道をする新聞だけになっている。あとは英字紙の「プノンペンポスト」があるのみだ。カンボジア・デイリーという英字紙もあったが，政権批判を続けていたら，巨額の税金を請求されて2017年に廃刊に追い込まれ

た。メディアに対する訴訟，多額の徴税といった圧力もかけられ，イ
ンターネットサイトの閉鎖も多いという[44]。

とはいえ，カンボジアには 800 万人のネットユーザーがいて，ネッ
トやソーシャルメディアから情報を得ているという。

前述のように，「プノンペンポスト」はカンボジアにある唯一の独
立系新聞で，1992 年に創刊された。カンボジア在住の外国人向けに
つくられた英字新聞だ。ネットでも記事を配信しており，ぼくもここ
から情報を得ることが多い。

ちなみに，報道の自由度が低いのはカンボジアに限った話ではな
く，東南アジア全体の特徴ともいえる。前述のインデックスでは，シ
ンガポールが 160 位，インドネシアが 113 位，マレーシアが 119 位，
ブルネイが 154 位，ミャンマーは 140 位。ベトナムが 175 位，ラオ
スが 172 位，タイが 137 位，フィリピンが 138 位だ。

カンボジアに最初に入った宗教はヒンドゥー教だ。インド文明から
伝播した。その後，大乗仏教，さらに上座部仏教が受容されるように
なる。この話はすでにした。

ポル・ポト時代は宗教を否定する共産主義政治だった。僧侶は強制
的に還俗させられ，寺院の仏像は破壊された。そして寺院は食料貯蔵
など他の目的に使われたという。それ以外の時代においては，カンボ
ジアは概ね仏教の国であり，仏教はカンボジアの国教である。現在も
やはり，カンボジアは仏教の国であり，仏教はカンボジアの国教だ。
ただし，他の宗教も認められてはいる[45]。

すでに述べたとおり，カンボジアはクメール人が大多数を占める国
だ。しかし，少数ながらその影響力が比較的大きいのがベトナム人と
中国系の人たちだ。

ベトナム兵がカンボジアに駐留したのは 10 年余り。現在でも，ベ
トナム系のカンボジア人は比較的多く，カンボジアの少数民族で最多
を占めるのがベトナム系だといわれる。

中国系も多いという。フランス植民地時代に増加したのが華人系の
住民たちだった。ベトナムの支援を受けたヘン・サムリン政権が
1980 年代にポル・ポト派を撃破するが，そのときに華人系の住民は

弾圧され，多くはカンボジアの名前に変えたといわれている。

　次に人口構成だ。

　カンボジアはポル・ポト派による虐殺のために多くの人口を失った。

　よって，カンボジアの人口ピラミッドは非常にいびつな形をしている。ポル・ポト時代に100万単位の虐殺が起きたことと，その時代に子どもを生むことが非常に困難だったためだ。

　2020年の図を見ると，40〜44歳の人口が極端に少ない。その上の世代の人口も少なく，ピラミッドというよりひょうたんのような形になっている[46]。

46)

47)

　ちなみに日本は高齢者がやたらに増え，若者が減ったためにピラミッドというよりは頭でっかちな，こけし，あるいは京都タワー（？）のような形になっている[47]。

　が，そのカンボジアでも，近年ようやく「高齢化」が始まろうとしている。65歳以上の人口は2018年では全体の4.6%しか占めていなかったが，2050年にはこれが11.7%にまで上昇する見通しだ。カンボジアの合計特殊出生率は2010年で3.0。2000年が4.0だったので，他の国同様，カンボジアでも少子化が進んでいる。

カンボジアの医療

カンボジアの平均寿命は男性で66.6歳，女性で70.7歳だ（2019年）。健康寿命はそれぞれ55.9歳，60.0歳である（2015年）。新生児死亡率は1,000人あたり13.21人，1歳未満の乳幼児死亡率は1,000人あたり22.05人，5歳以下では25.68人である。

　疾患についてはどうか？　慢性疾患が増えている。あるいは，近年になって認識されるようになってきた，というべきか。

　18歳以上の人口に占める高血圧有病率が約25%，肥満が男性で13.1%，女性で21.9%（女性のほうが多い！），そして15歳以上の喫煙率が男性で44.7%，女性で3.2%である。

　死因は1990年に56.9%が感染症だったが，2017年には26.6%

にまで減っている。昔は結核，肺炎が死亡原因として多かったが，現在は心筋梗塞などの心血管系疾患に推移している。悪性疾患で死亡する人は少なく，肺がんなど呼吸器系のがんでの死亡率が全体の 2.2％を占める程度で，主たる死因にはなっていない。

カンボジアとHIV

カンボジアでは HIV 感染，エイズの影響は甚大だ。HIV 感染者はおよそ 7 万 5 千人。半数以上が女性である。日本では HIV 感染は主に男性同性愛者（MSM*18）の間で起きているが，カンボジアでは異性間感染が多い。だから女性の感染者が相対的に多い。

*18
MSM：men who have sex with men

　カンボジアには 5 万 5 千人のコマーシャル・セックス・ワーカーがいるといわれ，その 3％程度が HIV に感染し，1％程度が梅毒に感染しているという。コンドームの着用率は 88.8％だ。

　カンボジアのセックス・ワーカー業界は悪名高かった。1991 年の

表3　カンボジアの健康水準・医療水準を示す主な指標

	男性	女性
平均寿命（2015 年）	66.6 歳	70.7 歳
	68.7 歳	
健康寿命（2015 年）	55.9 歳	60.0 歳
	58.1 歳	
5 歳以下の乳幼児死亡率 1,000 人あたり（2015 年）	28.7 人	
妊産婦死亡率 10 万人あたり（2015 年）	—	161 人
18 歳以上の人口に占める 高血圧[注1] 患者の割合（2015 年）	26.3%	25.5%
18 歳以上の人口に占める 肥満[注2] の人の割合（2014 年）	13.1%	21.9%
15 歳以上の人口に占める 喫煙者の割合（2013 年）	44.7%	3.2%

注 1：収縮期血圧（SBP）140 以上もしくは拡張期血圧（DBP）90 以上を高血圧とする。
注 2：BMI 25 以上。BMI は「体重（kg）÷〔身長（m）×身長（m）〕」で算出される。
〔医療国際展開カントリーレポート　新興国等のヘルスケア市場環境に関する基本情報 カンボジア編，2021 年 3 月（経済産業省）の 16 ページの表（https://www.meti.go.jp/policy/mono_info_service/healthcare/iryou/downloadfiles/pdf/countryreport_Cambodia.pdf）を加工して作成。世界保健機関（WHO）"Global Health Observatory（GHO）data" による〕

医療費支出総額と政府の医療費支出，政府の負担割合

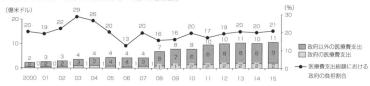

1人あたり医療費の推移

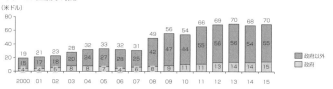

図11　カンボジアの医療費支出額

医療費支出は2008年を境に5億米ドルを超え，2015年が11億米ドルであるが，うち政府が捻出した医療費支出は20％程度。

1人あたり医療費も2008年以降緩やかな増加傾向にある。

注1：2018年1月25日時点のWHOのデータから計算。

注2：すべて米ドルの現在価値で計算。

注3：Current Health Expenditure を医療費支出総額として計算。

注4：Domestic General Government Health Expenditure を政府の医療費支出として計算。

〔医療国際展開カントリーレポート 新興国等のヘルスケア市場環境に関する基本情報 カンボジア編，2021年3月（経済産業省）の17ページの図（https://www.meti.go.jp/policy/mono_info_service/healthcare/iryou/downloadfiles/pdf/countryreport_Cambodia.pdf）を加工して作成。WHO "Global Health Expenditure Database" のデータによる〕

パリ和平協定（後述）以降，プノンペンなどの都市部は平和になり，地方からたくさんの人々が移住してきた。

　一方，人々の暮らしは依然貧しく，多くの女性が，そして小児がコマーシャル・セックスに手を染めた。カンボジアでは当時，きちんとした教育制度が整っておらず，ましてや性教育は全く提供されていなかった。

　このようななか，人身売買や小児売春が盛んに行われ，暴力やレイプも日常的に行われてきた。HIV感染が爆発的に増加したのはこの時期からである[48]。

　日本からも小児売春目的でカンボジアに旅行する人は少なくなかったという[49]。

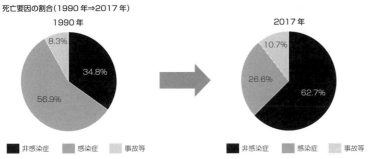

死亡要因の割合（1990年⇒2017年）

1990年　　　　　　　　2017年

非感染症　　感染症　　事故等　　　　　非感染症　　感染症　　事故等

図12　カンボジアの疾病構造・死亡要因（大分類）
1990年には56.9%を占めていた「感染症」による死亡が，2017年には26.6%にまで減少している。
〔医療国際展開カントリーレポート　新興国等のヘルスケア市場環境に関する基本情報　カンボジア編，2021年3月の18ページの図（https://www.meti.go.jp/policy/mono_info_service/healthcare/iryou/downloadfiles/pdf/countryreport_Cambodia.pdf）を加工して作成。データはInstitute of Health Metrics and Evaluation "Global Burden of Disease Study"（2017）による〕

　近年の取り締まりの強化で，このような小児売春や人身売買の被害者は激減したという[50]。

50)

　1990年代に平和維持のために派遣された国連カンボジア暫定統治機構（UNTAC）がエイズをカンボジアにもたらした，という説もある。フン・セン首相はUNTACの残したレガシーは何かと問われて「エイズ」と答えたという。このような噂はぼくも耳にしたことがあるが，本当に国連の職員や関係者がHIVを持ち込んだり，広げたりしたのかについては確たるデータがない。現在であったら，全ゲノム解析などで調べることもできただろうが[51]。

51)

　国連は2010年のハイチ地震のときも，コレラを持ち込んだのではないかと批判された。大地震の被害の後，ハイチは2011年にコレラが大流行，82万人が感染し，1万人が死亡した[52,53]。

53)

　もともと，ハイチにはコレラ菌は存在しなかったので，このコレラ菌は地震後の海外からの持ち込み，特に，国連平和維持活動の関与が疑われた。のちに，国連はこの件で，自らの責任を認めている[54]。ただし，認めたのは2016年のことだ。

54)

　ちなみにカンボジアには男性同性愛者（MSM）は 8 万 8 千人いるといわれ，そのうち HIV 感染は 4％，梅毒は約 2％。よって MSM も重要な HIV 感染経路ではある。MSM でのコンドーム着用率は76.2％だ。注射を用いた違法薬物使用者は 3,200 人と見積もられているが，そのうち約 15％が HIV に感染している[55]。

55)

　カンボジアの HIV 問題は著しい改善をみせている。2004 年には HIV 感染者は約 16 万人もいた。人口の 2.6％が HIV に感染しており，しかも自身の感染に気づいている人は 1 万人程度しかいなかった。効果的な抗ウイルス療法の提供を受けている感染者は 3％程度だった。現在では，HIV 陽性者のうち，抗ウイルス療法の提供を受けているのが 83.0％だ。隔世の感がある[56]。片山充哉先生とぼくが，2005 年に目撃したようなエイズの悲劇は，過去のものとなりつつある。

カンボジアの結核

結核についても，カンボジアの状況は近年劇的に改善している。2000 年には人口 10 万人あたりの結核発症者は 579 人だった。結核中蔓延国の日本でも，10 人程度だ[57]。ものすごい数の結核がカンボジアでは発生していたのだ。ちょうどぼくがカンボジアに行き始めた頃がそういう状態で，まさに「人を見たら結核と思え」だった。体調を崩して ER に運ばれた患者から次々と結核が診断された話は，すでにした。ところが，結核の早期診断，早期治療の取り組みが功を奏し，2020 年には人口 10 万人あたりの結核発症者は 274 人と半数以下になった[58]。

57)

58)

　もちろん，それでも先進国などと比べればきわめて多いのだが，往時に比べれば格段の進歩である。結核の治療が提供されているのは，患者の 54.5％である。

カンボジアのマラリア

世界三大感染症，エイズ，結核と並ぶものがマラリアだ。
　カンボジアにはたくさんのジャングルがあり，マラリアは業病だっ

106

た。1997年には人口1千人あたり，15人程度がマラリアに感染していた。薬剤耐性マラリアも問題で，抗マラリア薬の耐性と，媒介するハマダラカの殺虫剤耐性の両者が問題になっていた。クロロキン耐性はもちろんのこと，メフロキン耐性も1990年代から多くみられるようになった[59]。

59)

　しかし，そのマラリアもカンボジアは克服しようとしている。WHOによると，カンボジアは2023〜2025年までの間に，死亡率の高い熱帯熱マラリアを排除しようとしている[60]。

60)

カンボジアのハンセン病

1970年代までは，ハンセン病患者はトロエンという居住地に送られ，ここで薬物治療を受けていた。ポル・ポト政権になると，ハンセン病患者は「役に立たない」という理由で処刑された。ポル・ポト以後，ハンセン病患者の生存者は故郷に戻ってきたが，治療薬は手に入らないままだった。1980年代になって保健省が多剤併用療法を提供するようになった。国のハンセン病対策は1996年以降マルタ騎士団（CIOMAL*19）に支援され，翌年，このプログラムは結核対策と統合された。2000年にはCIOMALはキエン・クランハンセン病リハビリセンターをプノンペンにつくり，ここで診療が提供された[61]。

*19
CIOMAL : Campagne Internationale de l'Ordre de Malte contre la lèpre

61)

カンボジアの医療費

カンボジアの医療はポル・ポトによる虐殺の影響で（後述）絶滅寸前にあった。しかし，カンボジアの医療のアウトカムは今，劇的に改善しようとしているのだ。

　このこともあり，カンボジアの医療費は増大傾向で，2008年には5億米ドルだったのが，2015年には11億米ドルにまで増加している。経済成長とともに医療費も増加しており，医療費はGDPの7%を占めている。患者自身の支払い額は医療費の60%程度だ。政府は国民皆保険制度を導入しようとしているが，現在のところは達成できていない。わずかにカンボジア社会保障基金という制度があり，労働者の事故，災害による医療費負担がここからなされている（費用は雇

用者と労働者が折半）。1人あたりの医療費は年間70米ドルである（2015年）。

　だから，公的医療機関でもカンボジアでは支払いが必要だ。たとえば，1回の診療でコンサルテーションフィー 2,000リエル。これは米ドルにして約0.5米ドルだ。外傷の縫合は5針未満では1万リエル，5針以上だと1万5千リエルといった値段がついている。救急車の整備も進み，5km未満なら1回呼ぶのに1万5千リエル，10～25kmだと3万リエルだ。ただし，貧困者などでは払い戻しのシステムもあるようだ。サンライズジャパン病院院長だった林祥史先生によると，カンボジアで公的医療機関を受診するのはかなり貧しい層で，多くは民間の医療機関を利用しているそうだ。初診料が4～5米ドル，再診料2～3米ドルで受診できるらしい。

　支払いのできない人のための基金，健康平等基金（health equity fund）もできている。NGOなどが協力してつくったものだ。

　カンボジアの場合，医療費の75%は患者自身の支払いである。政府が支払うのはほんの7%で，残りを海外の支援に依存している[62]。医療費のなかで患者の支出比率の高さは世界最悪ともいわれている。

　医薬品規制もほとんど存在せず，普通の薬局で抗菌薬が処方なしで販売されてきた。ただ，林先生によると，2015年くらいから規制強化が行われているようだ。薬局には正式にトレーニングを受けた薬剤師は基本的にいないという。

カンボジアの医療近代史

フランス植民地時代はフランスから医師など医療者がやって来て西洋型の医療を提供していたようだ。そのときのカンボジアの土着の医療は迷信的な意味のないものであると，当時のフランス人医師たちは感じていたという。

　カンボジアに当時あった民間療法はアユールベーダ，中医学（漢方），そしてUnaniと呼ばれる医学だったという。現在でもカンボジアの地方では，出産は自宅での「産婆さん」による取り上げが多いと

いう。その後，クルーという「呪医」による儀式が行われ，妊婦はクルーや産婆が用意した薬草酒を飲むのだそうだ。産褥熱は悪霊によるものだと考えられていた（クルーが呪術で産婦を守ろうとした）。

これに対して都市部では病院での定期検診，助産師や医師による分娩が多い。

植民地時代のカンボジアで医療を提供したフランスの医療者たちは植民地政策そのものには批判的であったという。彼らは現代的にいえば「国境なき医師団」のような使命感を帯びてカンボジアにやってきたのだ[62]。

一方，カンボジアで長く用いられていた民間療法には批判的で，そういうものは科学的でないと否定してきた。どの植民地でも同様のことは起きていたのだろう。

フランス植民地時代にはいろいろな感染症が流行した。ヨーロッパから梅毒などの性感染症が流入し，灌漑事業で蚊が増加し，よってマラリアが増加した。同様に天然痘，麻疹，ペスト，結核，インフルエンザといった感染症が増加したという[62]。

当時はフランスの軍医が移動病院を使って医療を提供していた。現地の白人を保護する目的も大きかったという。それと，米作など植民地の労働力の保全のためにも医療サービスは活用された[62]。

予防接種事業も同様の目的で始まったという。フランスは当時この領域の先進国で，これをリードしたのがパリのパスツール研究所（パス研）だった。パス研は植民地の熱帯病を研究し，対策をとる中心にあったのだ。

パスツール研究所は1890年にサイゴンにもつくられた。天然痘ワクチン製造がこの研究所の主な事業だった。

ルイ・パスツール本人もその設立に尽力したし，初代所長にはアルベール・カルメットが就任した。カルメットも同時代に活躍したフランスの細菌学者だ。結核菌に対するワクチン，BCG[*20]のCはカルメットのCだ。カルメットは現在もあるプノンペンのカルメット病院にその名を残している。

1895年，今度はベトナム南部にあるニャチャンに新たな研究所が

*20
BCG：Bacillus
Calmette-Guérin

つくられた。所長はアレクサンドル・イェルシン（Alexardre Yersin）だ。

イェルシン（Yersin）はペスト菌（*Yersinia pestis*）などにその名を残している微生物学者だ。彼は香港で流行していたペストの原因菌を同定し，その後研究所でペストワクチンの研究をしたのだった。

パスツール研究所はハノイ，フエ，プノンペン，ビエンチャンにもつくられた。コレラ，結核，狂犬病ワクチンが研究され，トラコーマ（クラミジア感染による結膜炎）治療も研究された。まだ抗菌薬が発見されていない時代の話である。インドシナはフランスの植民地における微生物学研究と勃興の中心地だったのだ。

現在でも東南アジアではホーチミン，ニャチャン，プノンペン，ヴィエンチャンにパスツール研究所がある[63]。

1905年，軍医学中心だったフランスのインドシナ政策の変換があり，市民たちを対象とした医療サービスに重点をおかれるようになる。植民地の経済力，生産力を高めるためにも住民の健康が大事であるというのがその理由であった。

第一次世界大戦後の1919年，この考えはさらに深まり，植民地の文化とモラルを高めて文明社会化（civilization）をつくっていくという観点から，医療や公衆衛生政策がとられるようになる。世界の文明社会化はヨーロッパ，そして白人の義務，というわけだ。ノブレス・オブリージュである。

無論，これは一種のヨーロッパ目線，上から目線ではあった。高い文明と知性を謳歌できると信じていたヨーロッパ人たちは案外野蛮で危ういことを悟ったのが第一次世界大戦である。

いずれにせよ，1911年には168万人程度だったカンボジアの人口は1921年には240万人近くまで増加する[62]。当初，それぞれ住民の2割以上を占めていたベトナム人，中国人の割合は5％前後まで落ち，クメール人が8割以上を占めるようになる。そして，そのためにクメール人の民族意識が高まり，そして独立への機運が高まったわけだ。フランスの政策が植民地政策を終わらせるきっかけになったのだから，歴史とは面白いものだ。

　当初は植民地のフランス人，特に軍人を対象としていた医療サービスだが，だんだん市民にそのターゲットを広げていった。すると，ニーズが高まっていく。ニーズが高まると人手が足りなくなる。そこで，軍医以外の医師がフランスからやって来た。

　カンボジアの医療にはそれなりの自治も与えられていたため，現地の医療は地元のカンボジア人が担当した。こうして現地のカンボジア人が提供する医療と，フランス人の医療が混在した。医薬品や医療行為は無償化され，現地の医師や看護師に証明書（ディプロマ）が正式に与えられるようになった。医療制度の充実である。

　20世紀初頭，カンボジアにあった唯一の総合病院はプノンペンの混合病院（The Mixed Hospital）であった。保護国たるフランスによる運営である。ここがハブとなって国中の医療の中心となっていたのだ。構成員は2人のフランス人医師，2人のフランス人看護師，1人の助産師，そして多くのクメール人とベトナム人の看護師（医療助手）であった[62]。カトリック協会の修道女たちが洗濯や炊事を請け負った。ベッド数は146で，そのうち63がヨーロッパ人用，残りがアジア人用であった。コモンな疾患はマラリア，下痢症，赤痢，結核，性病（特に軍人），貧血，コレラ，そしてペストであったという。

　カンボジア人による自治体のクリニックも次々につくられるようになり，植民地での医療は充実してきた。中国人居住区にも中国人用の病院がつくられた。この頃はまだ抗生物質はなかったが，マラリアにキニーネが使われるようになり，劇的にその予後をよくしていた。

　病院に行けば元気になる，とわかれば人々は病院に行く。たくさんのクメール人が医療の恩恵を受けるようになった。

　キニーネがキナの樹皮から単離されたのは1820年であるが，その後，マラリアの特効薬として活用され，価格も安くなっていた。基本的に病院の設置はプノンペン限定であったが，地域でも医療行為が病院以外で行われるようになり，キニーネの供給などが行われた。

　現地人の医療者としてのトレーニングは当初，混合病院での6か月の臨床研修であった。その後は地元に帰って医療の実践を行う。現在から考えると随分ざっくりした制度だが，当時は世界的にも，臨床

研修の標準化はなされていなかった。北米の医学教育が標準化を欠いた質の低いものである，と指摘したフレクスナー・レポートが発表されたのが1910年のことである[64]。

カンボジアでは，1905年に正式な研修制度ができ，混合病院での6か月の研修が2回，医師と看護師に提供された。1910年までに142人の医療者が育ち，そのうち17人が看護師だった[62]。

しかし，賃金は低く，休暇も与えられず，夜勤の多いこの仕事は現地のクメール人に人気がなく，人集めに苦労することとなった。ベトナムのハノイには医学校ができており，1902年以降ここで医学教育を受けて医師になるものも現れた。21世紀の現在でもカンボジアの病院では「ベトナムで医学教育を受けた」という医療者が複数いた。ぼくは「なるほどな」と思ったものだ。

多くの医療者は政府に雇われた公務員として働き，しばらくすると「開業」してプライベート・プラクティスを行ったりしたという。

当初，トレーニングを受けた医療者はほとんどベトナム人だった。これはカンボジア人の初等教育などがベトナムのそれに比べて遅れていたなどの理由があったためという。クメール人が医学校を卒業したのは1916年になってからであった。

予防医療制度は当初，天然痘，コレラ，そしてペストをターゲットとして行われた。天然痘の予防接種は当初は現地の抵抗にあうが，20世紀はじめには住民に受け入れられ，死をもたらした天然痘は現地から姿を消した。

一方，地方では予防接種の提供は困難であった。気温が30℃を超えることも多いカンボジアでは，ワクチンの保存が難しかったからだ。それでも年間何万という子どもたちが種痘の接種を受けていった。

1945年，第二次世界大戦が終わると混合病院はプレアケットメリア病院と改名された。現在では軍の病院になっているのだという。近年，この病院の幹部が臓器売買に関与していた容疑で逮捕されて話題になった[65]。

1946年，プノンペンに初めての正式な医学校，レコール・デ・オ

65)

112

フィシエール・ド・ソンができる。3年間のトレーニングと，フランス留学のチャンスまで提供する学校だ。1953年にカンボジアは独立し，レコールは王立医学校となり，入学者数も当初の50人から倍の100人以上となった。

この医学校はフランスが管理しており，1961年までに218人の医師を養成，フランスで30人が学位を授与されている。

1962年には王立医学校は，医学部となった。教員は52人，半数がフランス人，半数がカンボジア人だった[62]。

1955年には僧侶のための特別な病院がつくられた。これはシハヌーク国王の意向により建てられた病院だ。当時，カンボジアに出資していた国はフランスのほか，アメリカ，ソ連，そして日本であったが，この病院は主にアメリカの出資でつくられたという。

1959年，フランス人がカルメット病院を設立。あの，パス研のカルメットの名を冠した病院だ。これは現在もプノンペンで医療を提供している。

1960年にはソ連が病院をつくる。現在は，クメール・ソビエト友好病院として知られる病院だ。

カンボジアの医療提供や，医学教育が各国バラバラなのはこの頃からである。アメリカ，フランス，ソ連，ベトナムといろいろなプレイヤーがカンボジアの医療を形成していた。

フランス植民地時代はフランス語がカンボジアの公用語だったが，1960年代になり，カンボジア語が正式な公用語となった。ただし，医学用語はカンボジア語ではなく，フランス語，ロシア語，英語などがバラバラに使われてきた。冒頭に紹介したルオン・ウンの「最初に父が殺された」によると，ルオン・ウンもまた，子どものときはフランス語と中国語を学んでいたという。ポル・ポト以前の，ロン・ノル政権時代の話だ。

1963年には国内での医薬品製造が開始される。それまでは高額なフランスからの輸入品を用いていたのだが，安価な国産医薬品を提供するのが目的だった。

しかし，住民は高額なフランスの医薬品のほうが信用でき，またフ

ランス人の医師のほうを好んだという。

　当時のカンボジアでは院内でもプライベート・プラクティスを行っていた。要するに，病院のなかで開業医として勤務できたのだ（ちなみにアメリカにも，このシステムはある）。

　カンボジアの医師はプライベート・プラクティスで高額な収入を得ていたという。公務員であっても兼業が可能で，かつ公立病院の中で自由診療ができたのだ。もっとも，厳密にはこれは違法だったらしいが。カンボジア人も安価で粗悪な公立病院での医療よりも高額で評判のよい自由診療を好んだという。

　1970 年からの内戦でカンボジアには輸入医薬品が入ってこなくなった。そしてロン・ノルの時代から，医師たちの腐敗，汚職が目立つようになった。医師は診療報酬以外に賄賂的な金銭を受け取るようになり，貧しい人たちは医療を受けることができなくなった。

　1969 年には 40 あったというカンボジアの病院だが，1970 年 9 月までにはこれが 27 に減り，翌年にはこれが 13 に減った。

　しかし，それもまだましだったのだ。クメール・ルージュの時代になり，カンボジアでは医療者は虐殺の対象になったのだから。

　実際にはポル・ポト政権下でもカンボジアには病院があり，高官は質の高い医療を受けることができたとオヴェセン[*21]はいう。中国の真似をした，資格や知識やトレーニングを受けていない「裸の医者」だけが庶民のケアをし，衛生といった概念は「ブルジョア思想」と批判された。この傾向は 1979 年からのベトナム支配下の傀儡政権でも続いたという。

*21
オヴェセン (Ovesen) は，引用文献 62 の著者。

　カンボジアを長く取材していたジャーナリスト，山田寛によると，ポル・ポト時代には 3 〜 6 か月の即席教育で医師が育てられたが，そのなかには 15 歳以下の子どももおり，文字が読めない者もいたという。看護師，薬剤師は 11 〜 15 歳くらい。中国の「裸足の医者」をモデルにしているので，ほんの初歩的な，時に怪しい医療しか提供できなかった。アルコール消毒なしで 1 本の注射針を使い回すといった非常識な医療がそこでは提供されていたという。

　ポル・ポト派が追放され，ベトナム軍が撤退した和平後のカンボジ

ア。オヴェセンらが 1995 年にカンボジアを訪問したとき，すでに普遍的だったのが薬局だ。輸入したものも，現地のものもあった。どんな薬にもアクセスできたが，当時のカンボジアの国民 1 人あたりのGDP はわずか 130 米ドルだったという。一般人には高額な薬の購入は（少なくとも，オーセンティックな本物の医薬品の購入は）困難だったであろう。

オヴェセンらによると，ロシア病院もカルメット病院もポル・ポト派に活用され続けていた。中国から医薬品も輸入していた。つまり，完全なる医療の否定ではなかったらしい。

しかし，このような共産主義化は階級社会を否定するのではなく，新たな階級を産んだだけだった。よって，高い地位にあるポル・ポト派の人たちは医療の恩恵を受けることができ，敵視されたインテリなどはそうではなかったのだ。

いずれにしても，自国の医薬品製造の質は落ち続けてしまった。

ベトナム軍がポル・ポト派を追放し，彼らがジャングルに逃げた後，カンボジア復興に加担したのは医師たち「新しい人々」であった。ポル・ポト派に最も弾圧された層の生き残りである。後で紹介するヘン・ツアイ・リー医師もその 1 人だ。

オヴェセンによると，こうした新しい人々の声が先進国に届きやすくなり，ポル・ポト憎しの思いから，「当時の医療が完全に破壊された」という物語がつくられたのだという。同僚たちを殺され，質の低い医療を提供され，医療過誤も多く，こうした時代を生き延びた医師たちが恨みに思ったのも無理はないだろう。

ポル・ポト後のカンボジア人民共和国（PRK[*22]）と，これを管理支援するベトナムが苦心したのは公衆衛生領域の再建だった。

[*22] PRK : People's Republic of Kampuchea

カルメット病院は社会主義政権下のベトナム人高官のためのエリート病院に転じた。プノンペン大学の医療系施設がこの時期に再開した。もっとも，この頃の医療関係のデータは信頼性に乏しいものとされる。シェムリアップの 1986 年の報告では，この前年に治療を受けたものは 43 万 2 千 400 人。当地の人口は 50 万人である[62]。ちょっと，信用できないだろう。

ベトナム政権を支援するために多くの物資が東側から送られてきた。東ドイツ，ハンガリー，ポーランド，そしてソ連。21世紀の現在も，東欧系の医師を各医療機関で垣間みることができる。

NGOや赤十字もカンボジアに入ってきた。UNICEF（国連児童基金），オックスファム*23。

次いで，カンボジアにたくさんの民間業者が入ってきて，健康医療セクターに参与するようになったのは1990年代以降になってからである。この時期，カンボジアの医療制度改革も始まった。

現在のカンボジア医療制度

2015年の世界保健機関（WHO）の評価によると，カンボジアの医療を統括するのは1993年の総選挙以降整備された保健省（MOH*24）である。日本でいえば厚生労働省に相当する。

ここが24ある行政区の医療局（PHD*25）を統括している。さらにこれは81ある運用地区（OD*26）に細分化される。24の行政区にはそれぞれ1つの行政区立病院（Provincial Hospital）が設けられている。それぞれのODには1つの紹介病院と，複数のヘルスセンターが設けられている。

ODがカバーするのは10万～20万人程度，1つのヘルスセンターで1万～2万人の住民をカバーしている。

ヘルスセンターでは基本的な医療（MPA*27）を提供する。予防医療や簡単なケアの提供だ。紹介病院は補完的な追加の医療（CPA*28）を提供する。過疎地においてはさらにヘルスポストといわれる非公式な医療機関が存在する。

カンボジアの公的医療機関の職員の3分の2は副業をもっており，民間病院でも勤務している。NGOやチャリティーの医療機関もある。非公式な薬売りや伝統的なヒーラー，産婆なども存在する。

民間医療機関もMOHが統括し，医療従事者，薬剤師に免許を与えるのもMOHだ。が，きちんと管理されていないのが現実だ。都市部でプライマリ・ケアを提供しているのはほとんどが民間病院であ

*23
オックスファムは貧困と不正を根絶するための持続的な支援・活動を90か国以上で展開している団体で，20の組織から編成されている。

*24
MOH：The Ministry of Health

*25
PHD：Provincial Health Department

*26
OD：operational districts

*27
MPA：Minimum Package of Activities

*28
CPA：Complementary Package of Activities

116

り，公的医療機関はサービスの15％程度しか提供していない。都市部の医療の半分は非認可の民間医療機関が提供しているといわれている。

医療に関連した法律も近年整備されつつある。1996年の医薬品管理法，1997年の人工妊娠中絶法，2000年の民間医療，薬事，医療補佐サービス管理法，そして2002年のHIV／エイズ予防管理法だ。

国民1千人あたりのベッド数は0.7で，日本の13に比べるとかなり少ない（日本が多すぎる，という意見もあるが）。アメリカの2.9に比べてもずっと少ない。しかも，地域差が大きいのでこれよりも少ない地域もある。

プノンペンにある公的病院で有名なのはカルメット病院，クメール・ソビエト友好病院などがある。民間医療機関には王立プノンペン病院や，日本から出資しているサンライズジャパン病院（2016年10月開院）などがある。

医師数は2014年で2,568人，人口1万人あたり2人にも満たない。看護師は9,096人だ。人的リソースには課題は多い。公的医療機関に勤務するのは約2万人。多くが看護師や助産師で，医師などは少ない。

医療インフラの規模は概ねラオスと同様で，タイやベトナムよりは劣るとされる。検査のインフラも乏しく，CTやMRIといった画像検査は非常に難しい。

また，医療機関を受診する場合も民間医療機関のほうが人気がある。公的医療機関は人員の欠如や低いモチベーション，設備の不備などが問題で不人気のようだ。

とはいえ，前述のようにカンボジアの健康指標は著しく向上している。カンボジアの医療の発展はこれからなのだ[66]。

66)

2016年の段階で，登録された医学校の数は11，公立校が2つで残りが私立校だ。ぼくが定期的に訪問している国際大学（International University）は私立校の1つである。7つの医学校（私立）はここ5年程度で設立されたばかりである。

カンボジアには約2万人の医学生がいる。その質は必ずしも保証

67)

されているとはいえない[67]。たとえば，解剖実習に関する法制度がカンボジアにはなく，ご遺体がなくて豚で解剖実習せざるをえなかったり，殺人事件の被害者の死体を用いているケースもあるという。

　医学部の選考基準や卒業，医師資格の基準も曖昧で国民の多くはカンボジアの医師を信用していないという。フン・セン首相も医療を受けるときは外国に行くそうだ（実際，東京の病院に入院しに来たこともある）。

　医師国家試験がないことがカンボジアの医師の質の評価で問題になっていた。2012 年から国家試験制度が開始されたが，合格率が基本的に 100％だったり，今後進歩改善が必要だそうだ。医学生は卒業すると医療審議会に登録するだけで医師になれる。誤診や医療事故も多いと聞く。保健省が現在懸命に試験制度をつくっているそうだ。2016 年時点で登録されているカンボジアの医師は約 5 千人。2015 年には 2,400 人ちょっとしかいなかったので，たった 1 年で倍増した。しかし，本当に質を担保しているかというとかなり疑わしい。

　また，医師が誤診や医療事故を起こしても報告制度がなく，調査制度もない。審議会が医師を罰する仕組みもない。やりたい放題なのである。無資格の医師も多いという。医療事故に対しては警察が介入して，医師免許の剥奪や逮捕，という事例はあるようだ。

　2014 年にはバッタンバンのロカ村で無資格医が汚染した針を使ったために HIV 感染のアウトブレイクが起きた。保健省によるとカンボジアには約 1,700 の未認可クリニックがあるという。

　ぼくが聞いた限りにおいては，国際大学はカンボジアの医学校のなかでは質が高いほうだそうだ。毎年 200 人が医学部に入学し，自前の教育病院ももっているし，教育病院は ASEAN 医学校の承認も受けている。

カンボジアの医学教育

医療に関するライセンス制度は整備されていない。各大学などで独自のカリキュラムが整備されており，こうした大学などが医師，看護

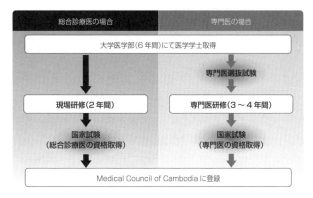

図13　カンボジアにおける医師国家資格取得・登録のプロセス
〔医療国際展開カントリーレポート　新興国等のヘルスケア市場環境に関する基本情報　カンボジア編，2021年3月（経済産業省）の29ページの図（https://www.meti.go.jp/policy/mono_info_service/healthcare/iryou/downloadfiles/pdf/countryreport_Cambodia.pdf）を加工して作成。データは明治大学国際総合研究所「新興国マクロヘルスデータ，規制・制度に関する調査」（2014），Medical Council of Cambodia ホームページ，University of Puthisastra ホームページによる〕

師，助産師などを養成している。

　医師の場合，総合診療医と専門医でカリキュラムが異なる。研修後の専門医試験（国家試験）は存在する（前述）。

　医学会には大きく，Cambodian Medical Association（CMAAO*29 のメンバー）と Islamic Medical Association of Cambodia の2つがある。前者は1994年，後者は2001年の設立だ。日本医師会も CMAAO のメンバーである。2006年には登録者数 1,286 人だ。

*29
CMAAO：Confederation of Medical Associations in Asia and Oceania

聞き取り調査

　特に，ポル・ポト時代の話をカンボジア人から聞くことは難しい。当時のことを思い出したくない人も多い。そんななか，1人の医師を紹介してもらい，2017年12月に彼の話を聞くことができた。

　ヘン・ツアイ・リー医師は，サンライズジャパン病院のアドバイザーだ。保健省などで仕事をしていたが，辞職して現在に至る。病院マネジメントの仕事や研究に従事していた。

　ヘン・ツアイ・リー医師は 1963 年，地方に生まれた。プノンペンで初等教育を受けた。このとき，フランス語を学ぶ。しかし，1975年からはポル・ポト派のために地方に追い出され，その間，教育を受けられないままだった。

　1979 年，ベトナム軍がポル・ポト派を掃討し，ヘン医師はプノンペンに戻る。肉体的にも精神的にも疲弊していたという。1 年の静養期間を経て，高校に戻った。教師は生存していたクメール人だった。

　プライベートで英語も学ぶようになった。本当は，英語教育はベトナムから禁じられていた。しかし，音楽なども英語の洋楽が人気で，やはり英語を学びたかった。当時，学校で教わる外国語はロシア語とベトナム語だった。

　1984 年からプノンペン大学医学部に行く。6 年制であり，教科書はフランス語であった。その後，ベルギーに留学し，公衆衛生学の修士号を取得。ここでも言語はフランス語だった。

　1991 年に医学部を卒業，僻地で診療をしていたが，そこではクメール・ルージュたちがゲリラ戦を行っていた。生涯教育もなく，給料は低くて，両親からの援助も必要だった。

　生命の安全，給与面での安定，そして生涯教育を求め，ヘン医師はプノンペンに戻った。その後，WHO で仕事をした後に，保健省に異動。各国と協力して公衆衛生や医療政策の仕事に従事した。医療圏を設定し，そこに病院をつくったりしたのが主な業績だ。また，5 年間の医療助手，6 年間の医師養成プログラムができた。

　ここ数年は国の医療制度改革を目指しているが，以下の問題で，なかなか前進できない。

1．予算がない
2．人的リソースが足りない
3．国際支援に依存している
4．NGO など多くのプレイヤーがバラバラに活動している

　現在のカンボジアでは中国のインフラがたくさん入っているが，医

療セクターでは中国の影響はない。カルメット病院はフランスの影響が大きい。ソビエトの影響は1980年代であった。キューバの影響も1980年代にあった。中国の病院はあるが，中国人はいない。経済の影響は大きいが，医療ではない。カンボジアの医療においては，アメリカの影響はない。

　第二次世界大戦のために日本への見方はネガティブだったが，その後，見方はポジティブに変わった。が，日本人がカンボジア人の信頼を勝ちうるためにはさまざまな支援や協力が必要だ。

　ヘン医師はこのような話を，英語でぼくにしてくれた。

カンボジアのコロナ対策

2020年，カンボジアなど東南アジア諸国ではCOVID-19は流行していなかった。

　しかし，コロナに例外はない。徐々に輸入例，感染事例が増えてきた。カンボジアでは2021年3月くらいから感染者数が増え始め，同年6月にピークに達し，10月からようやく患者数が減ってきたが，2022年になって「第2波」がやってきた。本稿執筆時点（2022年4月現在）では，ようやくこの第2波も終わりを迎えようとしている。

　前述のように，コロナの死亡者は3千人程度。人口100万人あたりの死亡者は178人で，日本の222人よりも低い。世界的にみれば非常に低い数字といってよいだろう。

　ただし，ここには検査の抑制も寄与している可能性が指摘されている。フン・セン首相は無症状の人の検査をしないよう促し，感染事例が激減したことが報じられている[68]。

　カンボジアでは，コロナのワクチン接種率も高い。ブースター接種も日本より進んでいることはすでに述べた。イギリスのアストラゼネカ，中国のシノバックやシノファーム，アメリカのジョンソン＆ジョンソンなどのワクチンが提供されている。3回目のブースター接種にも積極的だ[69]。

　東南アジアで比較しても，カンボジアのワクチン接種はシンガポー

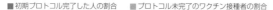

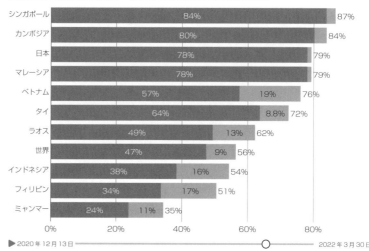

図 14　COVID-19 ワクチンの接種率（2021 年 12 月 17 日）

この図はワクチンを 1 回のみ接種したプロトコル未完了のワクチン接種者と，ワクチンの 2 回接種（少数のメーカーでは 1 もしくは 3 回の接種）をして初期プロトコルを完了した人の割合の内訳である。

〔Our World in Data の 2022 年 3 月のオフィシャル・データの図を改変〕

注：国ごとの比較ができるようにワクチン完了の別の定義（SARS-CoV-2 の感染者で，2 回投与プロトコルのうち 1 回接種）は無視。

ルに次いで進んでいる。ミャンマーのように政府が少数民族へのワクチン接種を阻んだりせず，キリスト教国家のフィリピンよりもずっと接種率が高い。フィリピンのデータは 2021 年 12 月頃までは Our World in Data ではみることができたのだが，現在はなぜかみることができなくなっている。

　ワクチンはどのように購入できたのだろう。1 つは COVAX（COVID-19 vaccine global access）の利用である[70]。

　COVAX ファシリティは WHO や国連児童基金（UNICEF）などの連合によってできたもので，複数の国でワクチンを共同購入，これを世界各国に分配する仕組みである。日本も支援国の 1 つである。

　しかし，低収入国ではまだまだワクチンの普及は高くない。カンボジアはアジア開発銀行など，いろいろな団体の支援を受けてワクチン

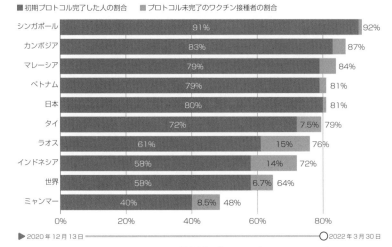

図15　COVID-19ワクチンの接種率（2022年3月30日）

この図はワクチンを1回のみ接種したプロトコル未完了のワクチン接種者と，ワクチンの2回接種（少数のメーカーでは1もしくは3回の接種）をして初期プロトコルを完了した人の割合の内訳である。

〔Our World in Data の 2022 年 3 月のオフィシャル・データの図を改変〕

注：国ごとの比較ができるようにワクチン完了の別の定義（SARS-CoV-2 の感染者で，2 回投与プロトコルのうち 1 回接種）は無視。

を購入しているようだ。

　カンボジアは COVAX ファシリティからワクチン提供を選択した。前述のように，カンボジアは当初中国からのシノバックを供与してもらっていたが，途中で拒否，その後，また供給を受けたり二転三転している。

　中国は世界でも稀有な，コロナの大被害を回避している（現時点では）大国である。そして，これまで建築などのインフラでそうしてきたように，自国開発のコロナワクチン，シノバックを世界のあちこちに提供して，中国のプレゼンスを高めようとしている。カンボジアと中国の関係は，歴史を振り返ってきたように非常に複雑で外部からは簡単には理解し難い。カンボジアとベトナム，カンボジアとアメリカなど，他の国も同様だけど[71]。

71)

Part 1 引用文献

1) Un Women>Un Women Goodwill Ambassadors（http://www.unwomen.org/en/partnerships/goodwill-ambassadors）　　　閲覧日：2022/4/7

2) UNHCR>Special Envoy Angelina Jolie（http://www.unhcr.org/special-envoy-angelina-jolie.html）　　　閲覧日：2022/4/7

3) AFP>アンジェリーナ・ジョリーが 3 人目の養子を迎え入れる–ベトナム（http://www.afpbb.com/articles/-/2195300）
　　　　　　　　　　公開日：2007/3/14　閲覧日：2022/4/7

4) The Phnom Penh Post>Pisei H. Angelina Jolie's visit invaluable boon for tourism, insiders say（https://www.phnompenhpost.com/business/angelina-jolies-visit-invaluable-boon-tourism-insiders-say）
　　　　　　　　　　公開日：2022/2/24　閲覧日：2022/4/7

5) UNICEF for every child>More Covid–19 vaccines arrive in Cambodia through COVAX（https://www.unicef.org/cambodia/press-releases/more-covid-19-vaccines-arrive-cambodia-through-covax）　　　閲覧日：2022/4/7

6) SciencePortal China> 中国が COVAX に供給するワクチン第 1 弾がラインオフ（https://spc.jst.go.jp/news/210601/topic_3_02.html）
　　　　　　　　　　公開日：2021/6/2　閲覧日：2022/4/7

7) South China Morning Post>Coronavirus : Cambodia 'not shunning' China vaccines（https://www.scmp.com/news/china/diplomacy/article/3114586/coronavirus-cambodia-not-shunning-china-vaccines）
　　　　　　　　　　公開日：2020/12/19　閲覧日：2022/4/7

8) The Asahi Shimbun>Cambodia vaccinating ages 3-4 to fight omicron outbreak（https://www.asahi.com/ajw/articles/14556022）
　　　　　　　　　　公開日：2022/2/23　閲覧日：2022/4/7

9) 目で見る ASEAN － ASEAN 経済統計基礎資料 －（https://www.mofa.go.jp/mofaj/files/000127169.pdf）　　　閲覧日：2022/4/7

10) 論座（RONZA）－ 朝日新聞社の言論サイト > 安田菜津紀．ラオスから日本に逃れて 40 年　インドシナ難民レックさんがいま思うこと（https://webronza.asahi.com/politics/articles/2021043000005.html）
　　　　　　　　　　公開日：2022/3/17　閲覧日：2022/4/7

11) Wikipedia> インドシナ難民（https://ja.wikipedia.org/wiki/ インドシナ難民）
　　　　　　　　　　　　　　　　　　　閲覧日：2022/4/7

12) AMDA>AMDA 設立までの歴史（https://amda.or.jp/content/content0697.html）　　　閲覧日：2022/4/7

13) 荻野剛史．わが国における難民受入れと公的支援の変遷．社会福祉学 2006 ;

46：3−15.

14) BBC News>Why does Japan accept so few refugees?（http://www.bbc.com/news/av/world-asia-36474444/why-does-japan-accept-so-few-refugees）　　　　　　　公開日：2018/1/16　閲覧日：2022/4/7

15) The Japan Times Online>Japan accepts three refugees in first half of 2017, despite record number of asylum seekers（https://www.japantimes.co.jp/news/2017/10/04/national/japan-accepts-3-refugees-first-half-2017-despite-record-number-asylum-seekers/）
公開日：2017/10/4　閲覧日：2022/4/7

16) nippon.com>Japan Accepts 47 Refugees in 2020 as Applicants Fall by 60% Due to Pandemic（https://www.nippon.com/en/japan-data/h00991/）　　　　　　公開日：2022/3/14　閲覧日：2022/4/7

17) FNN プライムオンライン＞ウィシュマさんの死の背景に潜む入管制度の"危機"とは（https://www.fnn.jp/articles/-/291402）
公開日：2021/12/30　閲覧日：2022/4/7

18) アムネスティ・インターナショナル日本＞日本の難民・移民 — 外国人の収容問題（https://www.amnesty.or.jp/human-rights/topic/refugee_in_japan/immigration.html）　　　　　　　　　　　閲覧日：2022/4/7

19) 難民認定率，日本はたった0.2％。日本が難民受け入れに厳しい理由とは（https://gooddo.jp/magazine/peace-justice/refugees/923/）
更新日：2022/6/7　閲覧日：2022/4/7

20) 国連（AFP＝時事）＞ウクライナ難民、300万人超え半数が子ども（https://www.afpbb.com/articles/-/3395192）　　　　閲覧日：2022/4/7

21) CNN.co.jp>ウクライナ国内外の避難民、1000万人に　国連難民高等弁務官（https://www.cnn.co.jp/world/35185144.html）
公開日：2022/3/21　閲覧日：2022/4/7

22) 時事ドットコム＞政府、ウクライナ避難民への支援本格化　就労可能な在留資格付与（https://www.jiji.com/jc/article?k=2022031501038&g=pol）
公開日：2022/3/16　閲覧日：2022/4/7

23) 村知稔三．1920年代初頭のロシアにおける飢饉と乳幼児の生存・養育環境．青山學院女子短期大學紀要 = Journal of Aoyama Gakuin Women's Junior College 2006；177−99（https://www.agulin.aoyama.ac.jp/mmd/library01/BD90039161/Body/link/y60u0177-199.pdf）　閲覧日：2022/4/7

24) UNHCR>UNHCR seeks access to North Koreans detained in China（http://www.unhcr.org/news/latest/2003/1/3e2d81b94/unhcr-seeks-access-north-koreans-detained-china.html）
公開日：2003/1/21　閲覧日：2022/4/7

25) Harvard Medical School>Nickerson J. 70 Years of Women at HMS：Women making history at HMS（https://hms.harvard.edu/news/70-

years-women-hms) 公開日：2016/10/29　閲覧日：2022/4/7

26) Blue Signal>特集：近代の原点を今に伝える港街への旅　神戸（https://www.westjr.co.jp/company/info/issue/bsignal/09_vol_123/feature01.html）
閲覧日：2022/4/7

27) 楽園はこちら側>ただの備忘録（https://georgebest1969.typepad.jp/blog/2018/01/差別を乗り越えていくためのビジョン html）
公開日：2022/2/24　閲覧日：2022/4/7

28) YouTube>Sihanouk Hospital Center of Hope history（https://www.youtube.com/watch?v=Dx53loStH1w）　閲覧日：2022/4/7

29) 寄稿：臨床研修をカンボジアで行う新たなパラダイム構築を目指して．医学界新聞 2649 号（発行日：2005 年 9 月 12 日号）

30) HP+POLICY Brief June 2018>Preparing for Transition：Financing Cambodia's HIV Response（http://www.healthpolicyplus.com/ns/pubs/8221-8389_CambodiaHIVbrief.pdf）　閲覧日：2022/4/7

31) ドクターラーゼ>先輩医師たちの選択 世界のどこに行っても通用する人間でありたい　岩田健太郎先生（https://www.med.or.jp/doctor-ase/vol3/3page_06.html）　閲覧日：2022/4/7

32) 医学生，国際保健協力のフィールドを行く．医学界新聞 2409 号（発行日：2000 年 10 月 23 日号）

33) 日本財団 図書館>2005 国際保護協力フィールドワークフェローシップ―12 年のあゆみ―（https://nippon.zaidan.info/seikabutsu/2005/00503/contents/0020.htm）　閲覧日：2022/4/7

34) Iwata K. Hybrid Educational Activities between TBL And PBL Program（HEAT APP）for Cambodian Medical Students and Postgraduate Trainees. A Novel Approach in an Asian Setting. 医学教育 2016；47：125-8.

35) Wikipedia>Bassac River（https://en.wikipedia.org/wiki/Bassac_River）
閲覧日：2022/4/7

36) Wikipedia>ブラーフミー文字（https://ja.wikipedia.org/wiki/ブラーフミー文字）　閲覧日：2022/4/7

37) The New York Times. Kristof ND. Is North Korea Turning to Counterfeiting?（https://www.nytimes.com/1996/04/17/world/is-north-korea-turning-to-counterfeiting.html）
公開日：1996/4/17　閲覧日：2022/3/31

38) 世界史の窓>世界史用語解説　授業と学習のヒント>大躍進（http://www.y-history.net/appendix/wh1603-042.html）　閲覧日：2022/4/7

39) デイリー>スターリンによるウクライナの「人工飢饉」繰り返される悲劇 グレンコ氏「占領ならロシア化政策」（https://www.daily.co.jp/gossip/subculture/2022/03/05/0015111568.shtml）　閲覧日：2022/3/10

40) 時事ドットコム＞東京会議「失望禁じ得ず」 カンボジア和平、米が日本に不満 — 外交文書（https://www.jiji.com/jc/article?k=2021122200350&g=pol）
公開日：2021/3 閲覧日：2022/3/10

41) 経済産業省. 医療国際展開カントリーレポート 新興国等のヘルスケア市場環境に関する基本情報 カンボジア編, 2021 年 3 月 （https://www.meti.go.jp/policy/mono_info_service/healthcare/iryou/downloadfiles/pdf/countryreport_Cambodia.pdf） 2022 年 版 は https://healthcare-international.meti.go.jp/search/detail/3011/ から入手可。
閲覧日：2022/4/7

42) WHO>The Global Health Observatory>Cambodia （https://www.who.int/data/gho/data/countries/country-details/GHO/cambodia?countryProfileId=815c8d16-4695-4f6b-8575-5f1521a3b684）
閲覧日：2022/4/7

43) Reporters Without Borders>2021World Press Freedom Index : Journalism, the vaccine against disinformation, blocked in more than 130 countries （https://rsf.org/en/2021-world-press-freedom-index-journalism-vaccine-against-disinformation-blocked-more-130-countries）
閲覧日：2022/4/7

44) BBC News>Cambodia profile–Media （https://www.bbc.com/news/world-asia-pacific-13006543）
公開日：2019/8/13 閲覧日：2021/11/9

45) カンボジア クロマーマガジン＞カンボジアの宗教 （https://krorma.com/cambodia/religion/）
閲覧日：2022/4/7

46) Population Pyramid.net Population Pyramids of the World from 1950 to 2100>Cambodia 2020 （https://www.populationpyramid.net/cambodia/2020/）
閲覧日：2022/4/7

47) Population Pyramid.net Population Pyramids of the World from 1950 to 2100>Japan 2019 （https://www.populationpyramid.net/japan/2019/）
閲覧日：2022/4/7

48) Godwin P, Wantha S, Vun M. The Hiv / Aids Epidemic in Cambodia : the Contribution of the Health Sector. Espace Populations Sociétés 2000 ; 18 : 299–308.

49) 認定 NPO 法人 国際子ども権利センター （C–Rights / シーライツ）＞日本人男性、少女と性的行為に及んだ罪で告訴される （http://www.c-rights.org/news/news4/post_77.html） 公開日：2009/12/11 閲覧日：2022/3/24

50) ganas> カンボジアで「売られる子ども」が激減！ 警察の取り締まり能力強化の研修を NGO「かものはしプロジェクト」がサポート （http://www.ganas.or.jp/20170909cambodia/） 公開日：2017/9/9 閲覧日：2022/3/24

51) The Washington Post ［Internet］>Richburg KB. SPREADING HIV THREATENS CAMBODIA （https://www.washingtonpost.com/archive/

politics/1998/08/09/spreading-hiv-threatens-cambodia/dade9963-2c70-48a8-8121-27dba6335c73/) 　公開日：1998/8/9　閲覧日：2022/3/24

52）ポール・ファーマー著. 復興するハイチ：震災から、そして貧困から 医師たちの闘いの記録 2010-11. みすず書房, 2014.

53）CDC>Cholera in Haiti（https://www.cdc.gov/cholera/haiti/index.html）
閲覧日：2022/3/24

54）The New York Times>Katz JM. U.N. Admits Role in Cholera Epidemic in Haiti（https://www.nytimes.com/2016/08/18/world/americas/united-nations-haiti-cholera.html） 　公開日：2016/8/18　閲覧日：2022/3/24

55）UNAIDS>Cambodia（https://www.unaids.org/en/regionscountries/countries/cambodia） 　閲覧日：2022/3/24

56）Mills E, Singh S, Orbinski J, et al. The HIV / AIDS epidemic in Cambodia. The Lancet Infectious Diseases 2005；5：596-7.

57）結核予防会 > 結核について（https://www.jatahq.org/about_tb/）
閲覧日：2022/3/24

58）The World Bank>Incidence of Tuberculosis（per 100,000 people）- Cambodia（https://data.worldbank.org/indicator/SH.TBS. INCD?locations=KH） 　閲覧日：2022/3/24

59）PRB>Fewer Malaria Cases in Cambodia（https://www.prb.org/resources/fewer-malaria-cases-in-cambodia/）
公開日：2002/12/20　閲覧日：2022/3/24

60）WHO>The 'last mile' of malaria elimination in Cambodia（https://www. who.int/news-room/feature-stories/detail/the-last-mile-of-malaria-elimination-in-cambodia） 　公開日：2021/4/1　閲覧日：2022/3/24

61）CIOMAL（CAMPAGNE INTERNATIONALE DE L'ORDRE DE MALTE CONTRE LA LÈPRE）>The Elimination of Leprosy in Cambodia：A Path Strewn With Obstacles（https://ciomal.org/en/elimination-leprosy-cambodia-path-strewn-obstacles/） 　公開日：2018/3/6　閲覧日：2022/3/3

62）Ovesen J, Trankell IB. Cambodians and Their Doctors：A Medical Anthropology of Colonial and Post-Colonial Cambodia. Copenhagen：NIAS（Nordic Institute of Asian Studies）Press, 2010.

63）Institut Pasteur（https://research.pasteur.fr/en/ip-network）
閲覧日：2022/4/1

64）Duffy TP. The Flexner Report — 100 Years Later. Yale J Biol Med 2011；84：269-76.　PMID：21966046

65）The Phnom Penh Post>Seangly P. Hospital's dark secret（http://www. phnompenhpost.com/national/hospital%E2%80%99s-dark-secret%20）
公開日：2014/8/11　閲覧日：2017/12/15

66）Asia Pacific Observatory on Health Systems and Policies. The Kingdom of Cambodia Health System Review. Health Systems in Transition 2015 ; 5（https://apps.who.int/iris/rest/bitstreams/1246939/retrieve）

閲覧日：2022/4/7

67）The Phnom Penh Post>Amaro Y. Building a medical system without a foundation? ［Internet］. Phnom Penh Post（http://www.phnompenhpost. com/post-weekend/building-medical-system-without-foundation）

公開日：2016/10/21　閲覧日：2017/12/15

68）Nikkei Asia>Turton S. Cambodia COVID cases plummet after PM orders reduced testing（https://asia.nikkei.com/Spotlight/Coronavirus/ Cambodia-COVID-cases-plummet-after-PM-orders-reduced-testing）

公開日：2021/10/1　閲覧日：2022/4/7

69）The Asahi Shimbun>Cambodia to mix vaccines as booster shots to fight COVID（https://www.asahi.com/ajw/articles/14408614）

公開日：2021/8/1　閲覧日：2021/11/9

70）UNICEF Cambodia>COVAX comes through for Cambodia with more COVID－19 vaccines（https://www.unicef.org/cambodia/press-releases/ covax-comes-through-cambodia-more-covid-19-vaccines）

公開日：2021/11/15　閲覧日：2022/4/7

71）Nikkei Asia>Turton S. Cambodia shuns China's Sinovac vaccine in favor of COVAX shots : Funded by the rich, nation orders first batch of 1 million doses（https://asia.nikkei.com/Spotlight/Coronavirus/Cambodia- shuns-China-s-Sinovac-vaccine-in-favor-of-COVAX-shots）

公開日：2020/12/15　閲覧日：2021/11/9

Part 2

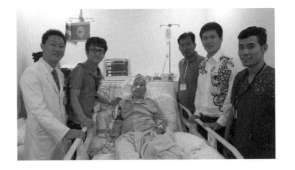

表の写真は，2017 年のサンライズジャパン病院での岩田氏の回診風景。

対談：世界で役に立ちたいあなたへ

岩田健太郎×林祥史

岩田健太郎先生は亀田病院時代から定期的に年に1回のペースで10回以上，カンボジアを訪れ，現地の医師の育成に励んできた。林祥史先生は初代サンライズジャパン病院の院長として病院を立ち上げ，2015〜2020年までカンボジアで医療を行ってきた。その間，数回，お2人は現地で会い，情報交換や意見交換を行ったという。

　カンボジアとかかわりの深いお2人に，カンボジアの医療についてお話しいただき，カンボジアをはじめとする海外で活動したいと考えている人たちに向け，メッセージを送っていただいた。

まずは林先生の自己紹介から

岩田：ご無沙汰しております。こんにちは。

林：お久しぶりです。原稿を拝見しました。カンボジアの歴史についてかなり古く，文化的側面からも掘り下げてあり，たいへん興味深かったです。

岩田：はい，ありがとうございます。

　　　対談を始める前にまず，先生のことをたぶんご存じない読者の方もいると思うので，自己紹介をお願いします。

林：そうですね。私は大学を2005年に卒業して，亀田総合病院で初期研修を受けました。岩田先生が亀田病院に来られて2年目か3年目でしたね。

岩田：2年めですね。

林：ちょうど総合診療科に岩田先生がいらしていたときに初期研修を受ける機会がありました。当時から，亀田病院には岩田先生のように海外から帰国された先生がたくさん働かれていて，海外での臨床研修を希望する研修医が集まっていました。私自身，将来は海外で国際貢献したいという希望があり，亀田病院で初期研修を受けました。岩田先生から内科の基本を教

えていただいたりしながら，専門としては脳神経外科を選びました。

　その後，2009 年頃，脳外科専門というだけではなく，どうしたら海外で活躍できる医師になれるのかと思案していたところ，北原国際病院でカンボジアに「日本の高品質な医療を提供する病院をつくる」というプロジェクトが立ち上がったと耳にしました。もともと脳外科としても有名な病院でしたので，私もそちらに移り，脳外科医として修練を積みながら，海外事業のプロジェクトを一緒にやることにしました。それから年月がかかるんですけども，順調に進みまして，2015 年にサンライズジャパン病院ができ，私も現地に赴任しました。基本的には現地にいるカンボジアの人たちを診る病院でして，日本から医師や看護師，技師たちが集まり，診療を行いながら現地の医療者を教育するというスタイルです。

岩田：北原に行かれたのは，脳外科の国際診療のトレーニングが盛んだったからとおっしゃいましたが，当時，北原では，カンボジア以外にも何か国際診療のミッションをおもちだったんですか？

林：そうなんです。もともと理事長の北原先生は，海外に病院をつくって医療貢献したいという思いで日本で開業された先生でした。当時は中国の昆明（コン・メイ）など，中国のなかでも医療が届かない所で病院をつくろうというプロジェクトがいくつかありました。そのほかに，外国人診療用ですが，上海でクリニックを 1 つ運営していました。

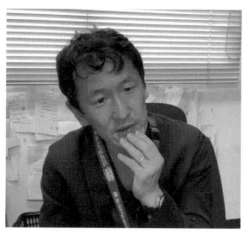

岩田　健太郎氏
神戸大学大学院医学研究科
微生物感染症学講座
感染症治療学分野教授

岩田：カンボジアで病院を立ち上げられて，初代の病院長でしたっけ？

林：はい，初代院長でした。民間病院なのですが，JICA[*1] の支援や政府系ファンドの出資があり，半官半民のプロジェクトでした。医療以外にビジネス面や行政とのやりとりにも注意を払わないといけませんでした。

*1
JICA：国際協力機構
（Japan International
Cooperation Agency）

MEDSi：林先生がどんな方か，だいたいわかっていただけたかと思いますので，対談を進めていただいてよろしいでしょうか？　林先生のほうから，何か岩田先生にうかがいたいことがあるとうかがいましたが，いかがですか？

林：ありがとうございます。原稿を読ませていただきましたが，今，カンボジアで働いていたり，ボランティアをされていたりする医療従事者はたくさんいますので，歴史的背景などが参考になるのでとてもよいと思いました。岩田先生がカンボジアに行かれて，具体的にどのようなことをされていたのかということ，その後，日本での診療に何か影響があったかなどが知りたいです。

カンボジアに行き着いたのはまぐれだった

岩田：はい，ありがとうございます。いきさつはすでに本に書いたとおり[*2]で，カンボジアはまぐれで，別にカンボジアでなくてもよかったんですけれども，たまたまアメリカでどうしようかと悩んでいたときに，カンボジ

*2
Part 1 の 44 ～ 48 ページ参照。

林　祥史氏
医療法人社団 KNI
北原国際病院院長

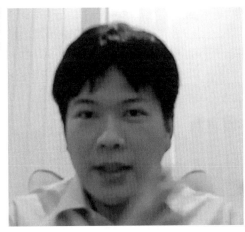

アという話が出てきたんです。そのときはカンボジアで仕事をするという話にならなくて，結局，北京に行き診療して，そうこうしているうちに亀田総合病院に行くことになりました。すると，そこにいらした西野洋先生が，たまたまカンボジアに行ってらした。「そんないい話があるんですか」って西野先生に言ったら，「じゃぁ，岩田先生が行ったらいいですよ」，「じゃぁ行きます」ってことになりました。そのときに，研修医たちもせっかくだから何人か連れて行ったら，彼らもけっこう喜んでくれましたね。最初に行っていたのは，Center of Hope というチャリティー病院[*3]で，医学教育もやっていました。当然，カンボジアで何か貢献をするということになると，政府系であれ，NPO であれ，インフラがメインだと思うんですけどもね。橋を建てたり，井戸を掘ったりつくったりとか。ぼくなんかは特にお金もないし。昔から JICA は，技術提供はやってるんですけども，たとえば，超音波の使い方とかね。そういう技術提供はやるんですけども。ぼくはやっぱり臨床医なんで，臨床の貢献ができないかなぁと思っていました。実際行ってみたら，それがわりとはまって，臨床教育みたいな形でいけるかな，ということですね。そして，亀田から連れていった研修医たちはみんな優秀なので，**カンボジアのようなすごくリソースのない所で，一所懸命，勉強しているドクターたちを見ると，すごく刺激になる**わけですよね。日本の研修医がいかに恵まれているかというのがわかるわけです。たとえば，自国語の，クメール語の教科書なんて全然ないわけです。**そういう所で双方向的に関連し合うというのは，ぼくはいい体験だったと思いますね。**

*3
正式名称は Sihanouk Hospital Center of Hope（シハヌーク病院ホープ医療センター）で，24時間無料診療を行う病院として，1996年12月にプノンペン市に開設された。Part 1 のシハヌーク病院のこと。

日本とカンボジアの医学生はある意味似ている

林：その後，International University などで，先生は客員教授といった形で定期的に行かれていますね。日本の学生と指導の仕方は違いますか？

岩田：うーん，ここは，難しいとこです。Center of Hope では教育がだんだん飽和してきました。そこで学んでいた研修医たちがチーフレジデントになって，指導医になって，カンボジア人のドクターがクメール語で自分たちの研修医を教えることができるようになってきた。いわば外国人はお役御免だなという印象はだんだんあったんですね。現場に任せてぼくらは

あんまり手を出さない，余計な口を出さないほうがいいかなと思って，じゃぁ，次，どこかなっていうんで，ご縁があって医学校に行ってみたんです。ぼくがむしろ思ったのは，**日本の医学部とカンボジアの医学校，今，発展途上の医学校ですけど，これは，世界的な perspective からみると，むしろすごい似てるな，**ということでした。めっちゃ passive で，すごい教えてくださいって姿勢で待ってるみたいな感じです。たとえば，アメリカとかカナダとか，ああいった所のどんどん aggressive に学びにいくみたいな学生よりは，もうよくも悪くも引いて待ってるという感じの医学生ですね。神戸大学もそうですし，International University の学生もそうなんです。もちろん，網羅的にみてるわけじゃないので，大学によっては違った校風の所もあるのかもしれないし，あまり過度に一般化はできないわけですけど，ちょっと観察した限りにおいては，すごくおとなしいアジアの学生っていう感じでしたね。

林：カンボジアでは resource limited な環境で，日本でできる検査でもできない検査があると思いますが，日本とは違う内容を教えるのか，それとも同じような内容になるのでしょうか？

岩田：考え方の基本は同じだとぼくは思っているんですけどね。

林：はい。

岩田：Center of Hope でもそうだったし，それから International University でもそうだったんですけれども，それからカンボジアに限らず，他の途上国と呼ばれている国は，（ぼくが家庭医として仕事をしていた当時は発展途上国だった）中国とかもそうだったんだろうけど，まず，evidenced based medicine（EBM）という概念がないんですよ。

林：ああ。

岩田：なので，これをお伝えするのがすごい難しいというか。ある意味，一昔前の日本っぽい。日本もぼくが医学生だった頃には，EBM なんて全然なかったし。

林：はい。

岩田：で，そういう話をしても，わりと大学のなかでは，はぁ，みたいな感じだったし，今でもそういうとこ，あるんですけどね。

林：はい。

*4
SARS：重症急性呼吸
器症候群 (severe
acute respiratory
syndrome)

岩田：今の新型コロナでもわかるように，検査の解釈とかでも，いまだに
　　EBM のコンセプトとか理解してない医者とか，研究者とかには日本にわ
　　りと多いですけど，そんな感じでしたね。ぼくが中国の北京にいたときに
　　SARS*4 が流行ってましたけど。あのときも，検査の感度，特異度という
　　話をちょろっとするんだけど，当時の中国人のドクターは，なにそれ，み
　　たいな感じで。

林：はい。

岩田：だから，伝統的にハウツーなんですよね，医学部って。アメリカもそ
　　うだったんですよ，昔は。だから，胸が痛い患者がいたら，とりあえず，
　　心電図とってラインとって，ニトロ舌下錠を入れて，あれやってこれやっ
　　て，ハウツーなんですよ。

林：ええ。

岩田：これが医学教育って感じで。

林：マニュアルとかガイドラインとかを……。

岩田：みんな，アルゴリズムをください，みたいな感じなんですね。

林：そうですね。まさに私も現地で，自分の病院の若手医師を教育したり，
　　現地の先生の質問を受けたりしても，結局，最新のガイドラインなりフ
　　ローチャートを教えてくれ，と。それを当てはめるのが医療なんでしょ，
　　みたいな言い方をされることがすごく多かったです。日本はもうちょっ
　　と，1 例 1 例どうやって考えるかということを教えるのになぁと思って，
　　ギャップを感じてました。やはりそういう感じですかね。

岩田：なので，ニーズの前提がそんな感じなので，どの辺から教えてったら
　　いいか。たとえば，small group discussion とかすごい苦手なんです。

林：そうですね。

岩田：だから，「隣同士で話し合って，考えてみてごらん」と言うと，「い
　　やぁ，そんなこと言われても」みたいな感じです。「それはいいから，と
　　りあえず教えてよ」みたいな感じになる。これは，日本の医学生もわりと
　　そういうところがあります。今，医学教育改革とかで，日本の医学部も
　　active learning だとか成人学習理論だとかいろいろ言われていますけど，
　　実質的にはなかなかうまくいかないですよね。やっぱりスプーン・フィー
　　ディングのほうが，みんな好きなんですよね。学生の本音としては。

small group discussion はめんどくさいから，とりあえず，レクチャーを
してハンドアウトを渡して，ここが試験に出るって教えてくれれば，とい
う感じの学生のほうが多いと思います。

林：そうですねー。

カンボジアでの病院経営について

岩田：ところで林先生，話は変わりますが，経営というのは，ちょっと泥臭
い話になるのかもしれないんですけど。まぁ，カンボジアは医療保険制度
があんまり充実していないと思いますけど，そういった富裕層の方とかを
ターゲットにした診療ということで，今も病院は回っているんですね？

林：経営面では，中流層より上の層をメインのターゲットにした病院運営と
しています。

岩田：結果，キックオフとしては非常にうまくいったということなんでしょ
うね。

林：そうですね。難しいところで，我々としては結局，岩田先生や，途上国
支援のポール・ファーマー先生[*5]，WHO のプロジェクトとはちょっと
違って，**民間病院としてどう経営を成り立たせるかというところが
いちばん難しいところ**なんです。ある程度お金をもっている中流層より
上の人たちは，みなタイやシンガポールに医療を受けに行くというのがカ
ンボジアの現状です。飛行機に気軽に乗れるような人はみんなタイに行
き，お金がそこまでない人はベトナムに行きます。もっとお金持ちはシン
ガポールに行っています。そういったこれまで国外に医療を受けに行って
いた方々に，ちゃんと自分でお金を払ってカンボジアで医療を受けていた
だくということを目標としています。そのため，価格はだいたい日本と同
じくらいの値段設定にしています。現在 6 年目になるんですけれども，
経営面では順調に回ってきているので，次のステップとして貧しい人たち
には少しディスカウントした形で医療を提供する仕組みをつくるなどをし
て，サステイナブルな体制を目指しています。

岩田：**サステナビリティーってすごい大事**ですよね。ぼくが行ってた
Center of Hope も最初はボランティア病院で，完全に無料，無償の医療
を提供してたんですけど，結局，後になってからは，富裕層をターゲット

*5
ポール・ファーマー
（1959 〜 2022 年）。
享年62歳。パートナー
ズ・イン・ヘルスの創
設者で，コロコトロニ
ス大学の教授，ハー
バード・メディカル・
スクールのグローバ
ル・ヘルス・アンド・
ソーシャル・メディシ
ン部門の教授，ボスト
ンのブリガム・アンド・
ウィメンズ病院のグ
ローバル・ヘルス・エ
クイティ部門の責任者
などを務めた。多くの
著作があり，岩田健太
郎氏訳で，MEDSi か
ら 2022 年に『熱，静
い，ダイヤモンド』が
刊行された。みすず書
房からも同じ岩田健太
郎氏の翻訳で，2014
年に『復興するハイチ：
震災から，そして貧困
から 医師たちの闘い
の記録2010-11』が
翻訳出版されている。

に検診事業とか，CT とったりとか，そういうビジネスモデルを並行して
つくりました。要は寄付だけだと維持できないので，両輪でやるというこ
とですね。順番としてはたぶん，先生方と別の方向だと思うんですけれど
も。カンボジアもこの数年で激変しましたよね？

林：そうですね。特にプノンペンとか，日本の地方都市以上に発達している
　所もありますが，それでも医療だけ遅れちゃってるような印象があります
　ね。我々のような病院もありますが，一方で，国立病院ではいまだにリ
　ソースや検査，投薬に関しては限定的ですし，医者の知識とか教育面でも
　まだまだ足りない印象があります。

岩田：先生の所には，カンボジアの医学部を出てから，いわゆる研修医とし
　ていらっしゃるカンボジアの先生もいらっしゃるんですか？

林：一応，年間 4 名とかの枠があって，現地の大学と組んで，研修医を受
　け入れております。

岩田：ちなみにどこの大学になるんですか？

林：国立の健康科学大学（University of Health Science）と，4 つある私
　立のうちの 1 つの，プティサストラ大学（University of Puthisastra）で
　す。プティサストラ大学は仏教系の民間大学で，学生の数は年間 80 人く
　　　　　　　　　　　　　　　らいですね。

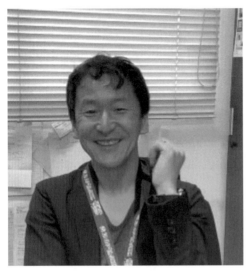

岩田：へーえ。カンボジアの資本でつくっ
　ている大学ですか？

林：カンボジアの資本ですが，学長さん
　はイタリア人で先生やスタッフは，い
　ろいろな外国系の先生たちを集めてや
　られているという所ですね。

カンボジアにはいろんな国からの支援
がある

岩田：あぁ，なるほど，それは面白いで
　すね。カンボジアもいろんな国のいろ
　んなところの支援があって，興味深い
　ですよね。

林：そうなんですよね。日本ももちろん，いろいろ支援しているんですけど。深見東州（半田晴久）さんなど個人の支援もあれば，JICA が支援している施設もあります。**多くの国の支援が入ることで，逆に連携がとりにくい部分**も正直あります。せっかくサンライズジャパン病院をつくったので，周囲の病院に対してももっと教育や病診連携をしたいと思っているんですけれども，

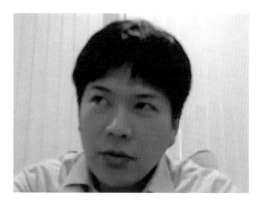

たとえば，中国の支援を受けている病院では中国の支援グループの意向がとりにくいとか，フランス支援の所では，自分たちだけでやりたいとか言われてしまいました。

岩田：国ごとにグループをつくっている感じなんですか？

林：そうですね。国ごとのグループはありますね。

岩田：じゃぁ，サンライズも将来的には，事業を拡大して，プノンペン以外の所に病院をつくるとかも考えているんですか？

林：そうですね。まだまだですけれども，選択肢に入っています。

岩田：ふぅーん。今もメインで指導しているのは日本人のスタッフなんですか？

林：そうですね。今，完全に指導者は日本人だけです。指導の仕方など，我々日本人側が慣れていない部分もあって。医学的な内容についてはもちろん国境はないので，**ゆくゆくは他の国とも連携したり，外国人の医療者も入れたい**なとは思っています。

コロナ禍のカンボジアの状況

岩田：なるほどねー。興味深いですね。ところで，林先生，日本に帰ってこられたのはどうしてですか？

林：2020 年 3 月末に帰国しました。病院の立ち上げが落ち着いたらまた日本で活動しようと 1 年ぐらい前から決めていて，それで帰ってきたんです。時期がちょうどコロナのパンデミックが始まったところで，コロナ禍

の対応は後任に任せてしまいました。パンデミックが起きると，それまで海外に行ってたカンボジア人の患者さんたちが行けなくなり，現地の病院が大事だというのを一般の方や政治家も含めみんなが気づいた，と聞きました。

岩田：カンボジアでは，コロナの診療は，どういうセクターの病院が中心になってやっているんでしょうね？

林：国立病院が最初は請け負っていました。カルメット病院（Calmette Hospital）やクメール・ソビエト友好病院が受け入れ病院となっていましたが，聞いた限りだと，患者さんの数ほど人工呼吸器がないとか，もともとギリギリの状況だったのでかなり難しいようです。ある程度はトリアージしながら，助けられる人に限って挿管するというふうにやりくりされていたと聞いています。

岩田：なるほど。でも，重症コロナの方は比較的少ないんじゃないですかね。

林：そうだと思います。

岩田：ワクチン接種がわりとうまくいったこともあるし。なんといっても高齢者が少ないですからね。南アフリカもそうですけど，基本，高齢者が少ない国はコロナの被害は少ないんですよね。もちろん，お亡くなりになる方はいらっしゃるとは思いますが，基本的に若い国はコロナの被害が少ないですよね。

林：そうですね。やはりカンボジアの行政はトップダウンがきく国なので，ワクチンは絶対みんな2回打てと言われたら，ほぼ強制的にみんな打つ感じでやりますからね。

岩田：なるほど。

林：最初は中国製のワクチンだったようですが，一定の効果はあったんだと思います。

岩田：なるほどね。先生は今，何をしてらっしゃるんですか？

帰国後の林先生

林：今は，日本で半分，脳外科臨床をしつつ，半分は病院の院長という立場で管理面もみながらやっています。また，カンボジア支援という意味で

は，定期的にサンライズジャパン病院とはカンファランスして，症例相談にのったりしています。現地の医師からもこれまでのつながりで質問を受けますので答えたり。私で答えるのが難しい場合は友だちに相談したりといったことを，ちょこちょこやっております。

岩田：そうなんですか。うらやましい。もうそろそろ，カンボジアに戻りたいんですけどね，なかなか。

林：今，日本からカンボジアの渡航制限はなくなっているので，そろそろ現地とも行き来を再開してるみたいですね。

岩田：そうなんですね。まぁ行くのはいいんですけど，帰ってくるのがたいへんのようです。

林：そうですよね，成田からの直行便はなくなっちゃってますし。

岩田：こないだ海外の学会に行った人に聞いたら，やはり成田着いてからPCRやって，結果を待って，あれやこれやで4時間，5時間待たされるらしいです。

林：ちょっとそれが，解除してもらわないと厳しいですね[6]。

コロナ診療は特殊なのか？

岩田：先生のほうから，何か，この原稿を読んだクリティークとかでもいいんですけど，何かありますか？

林：コロナ関連でちょっとお聞きしたいです。パンデミックで，日本のコロナの方針とカンボジアの方針が違うなかでコロナに関する質問を受けたとき，日本のガイドラインに基づいて教えても，現地の実情には合っていないことがあり，教育するうえで難しさを感じました。それはコロナが特殊なのか，感染症診療がそれぞれのお国柄で違うのか，いかがでしょうか？

岩田：**コロナに関していうと，エビデンス・ベースの知識の基盤はかなりグローバルで，あんまりローカリティーはないんですよね。**つまり，たとえば，血圧の薬とかだと，一部の薬は黒人は効きにくいとか，そういう民族的な違いとか国の違いとかあるじゃないですか。だけど，コロナに関していうと，ぼくらも研究してるんですけども，海外で薬効がわかっている薬というのは日本でもだいたい同じように効くし，ワクチンについても同じだし，検査についても国ごととか民族ごととかで変わりはないの

*6
2022年8月1日時点の状況は以下のとおり。
入国時：ワクチン接種者はカンボジア入国時の制限は解除された。
帰国時：出国前72時間以内のPCR陰性証明が必要。また，ワクチン接種者は日本への帰国時の制限は解除された。

143

*7
NIH：米国国立衛生研
究所（National Insti-
tutes of Health)

で，知識ベースでいうと，どこの国でもやるべきことはだいたい同じで，NIH*7 のガイドラインのそのまんま輸入しちゃえばどこの国でもそのフォーマットでだいたいいけるはずなんです。はずなんですけど……。何しろ兵庫県の病院ですら，病院ごとにやってることが全然バラバラなんです。

アビガン®（ファビピラビル）を使ってる病院があれば，イベルメクチンをいまだに出している病院もあれば，デキサメタゾン（デキサ）は今，重症者には効果が高いというのがわかっているんですけど，デキサはうちでは出さないみたいな先生がいたりとか，バラバラなんですね，けっこう。やはりこれだけ情報の時代になって，カンボジアで得られる医学情報と日本で得られる医学情報。全く差，変わりはないんですけど。情報取得のメソドロジーっていうのが各人各様，各施設でバラバラで，いまだに耳寄り情報とか，自分の1，2例の経験，この前，デキサを使ったら血糖高くなってひどい目にあったからもう使わないとかですね。完全経験ベースでプラクティスしている先生とか，ネットのユーチューバーとかの言ってることを鵜呑みにしてる人とか。たぶんカンボジアもそうなんじゃないかと想像はするんです。情報取得の基盤が人によってバラバラなんで，これだけこう，エビデンスの階層とかきっちりできてて，グローバルにほぼ同じことができる世の中にあっても，やられてることはみんなバラバラということで。あと，ビリーフシステムが全然違うので。RCT*8 でこれだけ堅牢なエビデンスがあって，という説明が全く通用しない人と，通用する人とがいる。**サイエンスというのは本来，信心（ビリーフ）じゃなくて，検証……要は疑うことなんですね**，それが科学の前提だと思うんです。どこまで疑い切った後でこれだけ残っている，それは信用に値するだろうというふうに，最後に残るわけですが，よく聞かれるのは，「先生はどの本を信じますか？」といった感じに，まるで宗教のように言われるんですよね。

*8
ランダム化比較試験
（randomized con-
trolled trial)

「どの先生の言うことを信じたらいいんでしょう？」みたいな。これは信じるとかそういう話じゃない。でも，薬剤師さんとかドクターにそう言われるんです。サイエンスのプロであるはずの薬剤師さんとかドクターですら，ビリーフシステムで生きている。そうなるともう，信念論争なの

で，うちの神戸大学病院ですら（これ，言っちゃっていいのかな），感染
対策で全く役に立たないようなものを「どうしても導入したい」という人
が出てくるわけですね。でも，今でこそそうではなくなりましたけど，た
とえば，1，2年ぐらい前はみんな，すごいパニックになって，ヒステ
リックにもなってましたし，まだ慣れてもなかったので。だから，「それ，
科学的には意味ありません」と言っても，「いやいやこんな非常事態なん
だから，先生の言ってることは理屈では正しいのかもしれないけど，そう
いうもんじゃないんだよ」みたいなことを大学の教授が言ったりする。大
学の教授が「理屈じゃない」とか言い出したらダメだろうってぼくは思う
んですけど，そういうのは今でもあります。

林：そうですよね。じゃあ，もう国がカンボジアだからどうというよりか
　　は，それぞれの先生なり，価値観で変わってくるというところもあるんで
　　すかね。

今のところ，リベラルじゃない国のほうが
コロナ対策はうまくいっている

岩田：うん。だから，カンボジアみたいに，上から専制的にボーンとやるや
　　り方で，上の判断がきっちりしていれば，それはかなりうまくいくと思い
　　ますね。実際に，自由なリベラルな国よりも，あまりリベラルじゃない国
　　のほうがコロナ対策はうまくいっていたりしますよね。

林：はい。

岩田：ヨーロッパのハンガリーとか。それから中国とか，台湾とか，香港と
　　か。香港とか中国とかは最近，あんまりうまくいかなくなってますけど，
　　だけど，そういう上から命令して下は言うこときくだけみたいな，そうい
　　う古い体制と思われてた国のほうが，わりとうまくいって，アメリカみた
　　いにリベラルな国は，いくらCDC[*9]とかがマスク大事ですよと言っても，
　　宗教的につけたくないという人が頑として着用しないと言って，結局，世
　　界でいちばん死亡者を出しているのはアメリカ合衆国ですからね。あれだ
　　けサイエンスのレベルが高くても，実務レベルのボトムのところにいく
　　と，全然だめになっちゃうっていう悩ましいとこです。

林：確かにカンボジアだと，結核とかHIVももう決められた病院でしか診

*9
CDC：米国疾病対策
センター（Centers for
Disease Control and
Prevention）

145

てはいけないってお達しが出ているので，サンライズジャパン病院で診断がついても，そちらに送ります。先生の行かれていた Center of Hope も感染症受け入れ病院に入っていますよ。もともとそういう歴史があって，管理する体制ができているというのはメリットでもあるんですかね。コロナに関していえば。

医療が成熟途上にあるという意味で，
日本とカンボジアは似ている

岩田：メリット……。そういう側面もあると思いますね。日本もかつてそういうところがありましたね。エイズは決められた拠点病院で診る，みたいな。

林：そうなんですね。

岩田：どっちかっていうと，中央でコントロールする，みたいなやり方っていうのはいまだに日本は残していますね。結核もそうですね。結核病院というのがあって，やっています。日本もどちらかというと，戦後しばらくは，特に感染症とかは，中央で全部一括管理してやる，といった残り，残滓みたいなのはあるわけですね。それは善し悪しで，特にエイズみたいに，これだけ治療が進歩して，患者さんの予後がめっちゃよくなってしまうと，中央管理の弊害みたいなものも出てくるわけですね。というのは，HIV そのものはだいたい薬でよくなっちゃうんで，患者さんが長生きすると，ほかの問題のほうがたくさん出てくるわけですね。うつ病になったり血圧が上がってきたりとか。

林：はい。

岩田：血糖値が上がってきたりとか。腎機能が悪くなったりとか。そうすると，やっぱり**必要になってくるのは，いろんなことができるポリバレントなプライマリ・ケア医**で，HIV は薬を飲んで，時々検査すればいいということになる。むしろ，大事なのは，周辺のあれやこれやを全部トータルで診れる医者ってことになるんですけど，当然，拠点病院には，そういう医者はいないので，苦手なんですよ。大学病院も含めてですけど。そうすると，みんな，たらい回しになるわけですね。血圧は循環器にいって，腎機能は腎臓内科にいって，メンタルは精神科に送って。もう完

全に大学病院をたらい回し状態になっちゃって。神戸大学ではそうしないようにしてるんですけど，往々にして拠点病院ではそうなってしまう。それが患者さんのためになっているかというと微妙ですね。だから，そういうマチュリティ，成熟していく医療もそうだし，患者さんもそうですけど，その途上にあって，カンボジアもその途上にあるし，日本もある意味，その途上にある。相対的にいうと，さっきの医学生もそうなんですけど，日本とカンボジアはちょっと似てるんですよね。

林：あぁ。

岩田：ぼくの目からいうと，**アメリカとかイギリスなんかの国と比べると，むしろ，日本とカンボジアというのは似たような構造**だと思います。経済状態とかは違うのかもしれないけど，医療者のメンタリティーとか，あるいは患者のメンタリティーもそうですね。ぼくの印象だと，カンボジアの患者さんってやはりすごい passive で，日本の患者さんって，自分の飲んでる薬の名前を覚えてなかったりするじゃないですか。

林：そうですね。

岩田：ただ，医者に言われるままに出された薬を飲む，みたいな……。そういうところはあるのかなあ，という気はします。

林：はい。

岩田先生のカンボジアでの活動，そして現在

MEDSi：少し話を戻してしまうんですけど，岩田先生は今までカンボジアに年に1回くらいほぼ行ってらしたということですが，トータルだと何回くらいいらしてたんですか？　何年から……。

岩田：2005，2006年ぐらいから，2017年くらいまでほぼ毎年くらい行ってたんですよね。だから，10回かそこらは行ってて。毎回，空港でビザとって，みたいなことをやってました。けっこうカンボジアの入国ビザって大きいんですけど，あれでパスポートがどんどん埋まっていくんですよ。で，2017年がたぶん最後かなぁ。ちょっと覚えていないんですけど。

MEDSi：コロナになるちょっと前ですよね。やはりお忙しくなって行けなくなってしまったんですか？

岩田：コロナの時代になってしまって，何よりもカンボジアにかかわる余裕

＊10
2020年2月，クルーズ船ダイヤモンド・プリンセス号の乗客だった80代男性が，香港で下船後，COVID-19に罹患していたという報告を受け，厚生労働省は那覇港，横浜港に寄港中の同船内で検疫を実施。乗客全員を濃厚接触者として隔離，多数の感染者が判明し，死亡者が出た。岩田氏はこの船に乗り込み，汚染区域（レッドゾーン）と清潔区域（グリーンゾーン）の区別が明確になされていないことなどいくつかの対策の不備を指摘し，ちょっとした騒動になった。

がこっちにもなくなってしまったというのが最大の問題です。武漢のとき，2020年の2月，ぼくは武漢に行きたいと思ってたんですよ，実は。たいへんそうだし，8万人も亡くなっててたいへんだから，向こうに行ってあげなきゃなぁ，と思っていたら，クルーズ船の問題＊10が起きてしまって，外国に行ってる場合じゃなくなってしまって，今に至るというわけです。だから，今，海外でのコロナ支援ってなかなかしんどいところです。たとえば今，ウクライナとかでは医療支援のニーズは高いと思うんです。ぼくの友だちでも，ウクライナに行きたいという人はいるんですけど，日本の今の医療現場も脆弱なので，なかなか抜けられないんですよ。

　今困っているのはウクライナ，それからミャンマーですかね，ロヒンギャ。あそこが難民キャンプをつくって，最初はジフテリアがすごく流行りました。ミャンマー政府はロヒンギャをミャンマー国民扱いしていないので，予防接種を打たせてくれないんですよ。みんな予防接種フリーの状態でそのままでいるから，ジフテリアみたいな，本来なら罹らなくていい病気にいとも簡単に罹ってしまう。あそこでコロナがどうなっているのかすごく心配なんですけれどもね。あちこちで難民キャンプが，ウクライナの難民もたくさん出ていますけれども，なかなか大きな問題ですよね。今回の本でも，難民のことはたくさん，調べたんですけれども，たいへんですよね。

林：そうですねー。

MEDSi：では，先生は年に1回くらいいらしていて，診療もなさりながら，学生さんの指導をなさるという形だったんですか？

岩田：International Universityでは診療は全然していなくて，学生教育だけだったんです。Center of Hopeのときは，診療というか，ぼくが直接診察することもたまにはあるんですけれども，どっちかというと，こう後ろから見てて，研修医の先生がプレゼンして，これこれこうだと思うって言って，それで一緒に患者さんを診て……みたいな形でした。いわゆる救急外来で，亀田とかで指導してたのと同じような感じでやってましたね。

MEDSi：Center of Hopeは前半5年くらいですか？

岩田：どれぐらいだろうな……。前半はずっとそこに行ってました。当時……亀田にいたときはずっとそこに行ってて，研修医も連れてってやって

ましたね。で，神戸大学に移ってからも，何回かその形で行っていました。で，神戸大学に移ってから，大学間協定というのが使えることがわかったんです。単独のチャリティーではなく大学のほうがやりやすいというのもあったし，教育研究活動という名目があると，出張しやすいという理由もありました。そして，大学に来てからわかったんですけど，亀田もそうですけど，一般病院で研修していると，研修医も優秀だし，どんどん成長して育っていくんです。でも，年間に教えられる研修医の数って限られているので，生産性としてはかなり落ちるんですよね。神戸大学だと毎年100人くらいの学生が入ってくる。そういう人に教えていると，たとえば，兵庫県の病院はほとんどが神戸大学の関連病院なので，それを10年くらいやっていると，兵庫県の全部の医療に影響を与えるというところがあって，やはり医学生教育って大事だな，と思うわけですよ。亀田でいくらがんばっても，千葉県の医療はそんなによくならないし，あまり変わらないんですよね。最近でこそ，亀田関連の病院って館山などがありますけど，千葉県で感じてたのは，亀田をいくらよくしても千葉県はいつもおんなじだなーということでした。そこはちょっと残念でしたね。

MEDSi：だけど，神戸大学だとどんどん広がっていくわけですね。

岩田：すごくたいへんですけどね。結局，大学病院って人の異動が激しいから。大学病院で一所懸命教える，そして4月になる。そうすると，人がごそっと入れ替わって，またスタートに戻る。また一からやり直しなんですよ。これを延々と繰り返して，関連病院がちょっとずつよくなるのを待つという，超長期戦になるわけです。でも，大分変わりましたよ。やっぱりこれ，ずっとやってると，亀田から神戸大に移ったばっかりのとき，2008年に移ったんですけど，移ったばっかりのときはあまりにもショックでした。北京から亀田に移ったときはそんなにショックではなかったですけど，亀田から神戸に移ったときは相当ショックで，毎日毎日，口，あんぐりなことばっかりでした。

林：(笑)。そうなんですね。

岩田：半年ぐらい，ずっと怒ってましたね。

MEDSi：神戸大のときは，若手の方はどなたか一緒にカンボジアにいらしてたんですか？

岩田：たぶん，行ってないんじゃないですかねー。

MEDSi：いつもお1人でいらしていたんですね？

*11
神戸市立医療センター
中央市民病院感染症科
の土井朝子先生。

岩田：1人か，うちの奥さん*11 と行ってたかな。ちょっとそこは記憶があやふやです。たぶん，2回くらいは Center of Hope へ，うちの奥さんと一緒に行ってたと思うんですけど，その後は，大学はぼく1人だったような気がします。それで，2017 年に林先生の所にお邪魔して，こんな病院も出来たんだなぁって思った。

林：あのときはレクチャーもしていただいて，うちの医師だけじゃなくて，地域の医師がみんな集まって，指導していただきました。

岩田：また，行きたいですけどね。

林：そうですね，ぜひ。

カンボジアの今の状況，そして未来

MEDSi：カンボジアには高齢者がいないって先ほどおっしゃっていましたが，それは貧しくて医療があまり受けられない，リソースが少ないからといったことなんですか？

岩田：それももちろんあるんですけど，やはりポル・ポト時代にものすごい数の人が殺されてしまったんで，あそこで人口が激減して，そこからのスタートですからね。

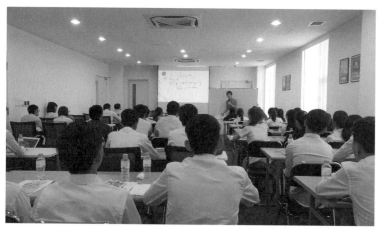

2017 年に岩田氏が行った現地の医師や医学生向けのレクチャー風景。

MEDSi：だから，その年代の方がいらっしゃらない……。

林：そうですね。60代，70代以上が今はもう，人口分布がいびつなくらい減っています。内戦の影響もありますね。そこから下は徐々にピラミッド状に増えてきていますが，高齢者は極端に少ないんです。

岩田：でも，マラリアも結核もエイズもだいぶよくなってきているので，たぶんこれから高齢者，増えると思うんですよ，カンボジアは。あと何十年かかるかはわからないですけども。

林：そうですね。

岩田：そうなんです。**カンボジアの未来は，すごく高齢化していくで**しょう。若い医療のときはやはり感染症なんですよ。肺炎になったりとか，結核になったりとか，国境地域でマラリアになったり，死にそうになっている人を死なないようにする，みたいなのが途上国医療のミッションみたいなところがあるんですけど，**これから先は慢性疾患**ですよね。最初は慢性疾患の合併症……，林先生のご専門の，たとえば，脳出血とか，そういったところがまず出て，それを治療できるようになって，その次は今度は予防ですよね。血圧を下げたりとか，血糖をコントロールしたりとか，腎機能を悪くしたりしないようにする，とか，今の日本人がたくさん受けているようなフェーズになって，そして，その次が今度は脳卒中が減るみたいなフェーズになっていく。

林：はい。

岩田：まぁ，日本もそうだったんですよ。ぼくが研修医のときは脳出血ってけっこうざらで，救急外来に毎日のように来てたんですよ。脳外科の先生って，本当にかわいそうって思っていました。毎日，呼ばれるんで。でも，今，脳出血は激減して，ぼくもあんまり診なくなりました。もちろん，くも膜下出血とかは，ある程度やむをえないものもあります。いわゆる血圧のコントロールが全然ついてなくて，バーンっていう感じの出血ですね。ぼくが研修医になりたての頃，毎日のように診ていた，そのような患者さんは，もうほとんど診なくなりました。

MEDSi：今は薬でコントロールされているから，もうそんなことはないんですね。

岩田：そうですね。血管の病気っていうのは，もうだいぶ，今は減ってるん

でしょ，林先生？

林：減ってますね。明らかに，70年代後半から，明らかに減ってきていて，よく，心臓血管学会とかでは，高血圧管理をがんばった成果だ！と，日本の先生はおっしゃっています。多少はあるんだろうなと思いますね。

岩田：その後，スタチンが出て，たぶん，スタチンでどーんとまた減ったんですよね。

林：そうですね。カンボジアはまさに，今，先生がおっしゃるように，死亡原因でみると，1位が脳出血で，2位が心筋梗塞，心疾患となっています。死因の統計もちゃんとしているかどうか怪しい部分もあるんですけれども，わかる範囲だと血管の病気はとても多いですね。

岩田：日本の1970年代くらいの感じになりつつあるんじゃないかな，と思うんですけど。

林：そうですね。

岩田：なので，カンボジアも，すぐキャッチアップしていくと思いますよ。政治的な混乱が起きなければ。でも，わからないですね。今のロシアとウクライナもそうですけど，政治の混乱ってある日突然やってくるので，読めない。

林：そうですね，確かに。

今の日本の若手医師では，国際的な活動をする人が減っているのは滅びの道？　茹でガエルにはなるな！

林：ちょっと話題を変えると，日本の若手の医師で，国際的な活動をしに行く人っていうのが減っている，と知り合いから聞きました。

岩田：はい。

林：たとえば，アメリカ留学をする医師はかなり減っているようですが，その辺って先生はどうお考えですか？

岩田：難しい問題ですよねー。厳しい言い方をすると，**長期的には滅びの道**なんですよ。

林：あぁ。

岩田：よく言う，**茹でガエル**ってやつで。実はこれからはインターナショナルで勝負できない人は，医療者に限らず，だんだん生きていくのがしん

どくなってくる……はずなんです。理由は簡単で，日本の人口が減ってるから。出版業界がそうですね（笑）。日本語の本しか出せない出版社はどんどん部数が減っていって，これからは立ち行かなくなるはずなんですが，日本は１億人以上，人口がいて，明日，明後日，立ち行かなくなるわけではないので，今のところは大丈夫だ，と。だから，**今日，明日は大丈夫なんで，だからそれでええやん，ってことで，よく言う茹でガエルってやつですね。だんだんだんだん，茹でてカエルは死んじゃうんだけど，さしあたりは今はぬるま湯で，まぁ，わりと気持ちいいから，このまま浸かっとこうかー，みたいな感じでどっぷり浸かっているうちに，ふっと気がつくと死んじゃっている**というのを茹でガエルっていいますけど。これは日本の産業構造全部がそうで，今のぬるま湯でほんわかしているときに，危機感をもって，海外で勝負できるようにしようとしているのが，たとえば楽天とか，ソフトバンクとかですね。ソフトバンクは必ずしもうまくいっていないですけども，海外の会社を買収しようとしたりして，インターナショナルでコンペティティブな状態にしようとしています。もしかしたら，北原病院とかもそうなのかもしれませんね。医療セクターも海外に拠点をもって，カンボジアなんかはこれから患者さんが増える一方ですから。経済的にいうと，成長部門だと思うんですよね。で，逆に日本は，ぼくの生まれ故郷の島根なんかそうですけど，島根なんか高齢者すら減ってるんですよ，今。

林：うーん。

岩田：これから高齢化はさらに進むってよく言いますけど，もうちょっといくと，高齢者も減っていく時代になるんですよね。だから，よく言われるのは，慢性期の高齢者施設，老健（介護老人保健施設）みたいな所も，これからはガラガラになるんですよ，実は。

林：はい。

MEDSi：団塊の世代とかで増えていますよね？

岩田：今は団塊の世代で一時的にわぁーっと増えるんですよね。これ，**2040年問題**ってことになるんですけど。でも，そんなの一時的な問題で，それが過ぎると今度は高齢は，ガタ減状態なんですよ。そうすると，**今，在宅とかでそこそこ潤ってる，開業されている先生とかは実は**

ご飯食べる方法をふっと失ってしまう可能性が高い。だから，ぼくら
みたいな大学もそうですよね。子どもの数が減っているので，そうする
と，今は神戸大学なんかは毎年毎年，フルで学生が入ってきて，入試まで
して，セレクションで落としたりしてるんですけど，多くの大学では，ま
ず，定員を確保することすらできなくなってきます。そうすると存続の危
機になって，たぶん，潰れたり統合される大学がこれからどんどん増える
はずなんですね。で，生き残りが大事になります。まぁ，神戸大学はわり
と都会にあるし，名前もそこそこ知られてるから，今は大丈夫。たぶん
10年後も大丈夫と，ってことで今はそんな状態です。だけど，今ここで
がんばらないとまずいんです。やっぱり**海外でコンペティティブに仕
事ができるという能力をもっておかないと**，神戸大学のなんとか内科
の医局では通用するけど，ほかでは全く通用しません，みたいな感じにな
る。そういう縦割り性の医療を，大学病院あるあるの，それは神戸大学病
院と関連病院では許してくれるかもしれないけど，たとえば，アメリカな
んかに行ったら，「なんであんた，そんなことやってるの」みたいに言わ
れるわけですよ。あるいはその，カンボジアとかの病院とかで，ほかの国
の先生と仕事をしたときに，アメリカ人の先生とかドイツ人の先生とかが
いたときに，「これこれこういうふうにやりましょう」に周りが「そうだ
よね」って思ってくれるか，「ちょとそれ，おかしいんじゃないの」って
思われるかは大きな問題です。**言語ももちろんですけど，ちゃんと基
盤というものをもったプラクティスができて，ほかの国の医療圏で
も，違いはあるかもしれないけど，あるにしても理解はしてもらえ
るか**。「日本ではこういう理由でこういうふうにやってますよ」と言った
ときに，「ああなるほどね」と言ってもらえるか，「それはさすがにおかし
いんじゃないの」って思われてしまうかの問題っていうのが出てくるわけ
です。アカウンタビリティ，外的に説明が可能かどうかってことです。

　だから，今の若者が，研究者であっても，臨床屋であっても，海外で勝
負できるような基盤をつくっとくというのはすごく大事で，一部の，ごく
一部の親御さんとか子どもさんは，その茹でガエルの未来というのを見据
えているわけですよ。だから，たとえば，海外のボーディングスクールと
かに子どもを入れたりするわけです。大金はたいて。

林：はい。

岩田：だけど，多くの人はそれに気づいてないので，いまだに日本の学校で受験させて。ぼくは島根県の松江市の松江南高校を出たんですけど，模試のたびに，今日は北校よりも2点高かったと，当時はまあ，くだらないことを言ってたわけですよ。そんなちっちゃい島根の松江なんて所で，勝った負けたとか言っててもしょうがねぇだろうと思うわけだけど，いまだにそういうことやってる所はわりとあって，そうこうしてるうちに全体的に地盤沈下してる感じですね。実際，日本の大学っていうのはどんどん地盤沈下してて，今，アジアでも，日本の大学がトップレベルだってところは1つもなくなってますね。アジアでトップは香港だったり，シンガポールだったり，中国だったりするわけで，学術的にいうと，全然ジリ貧です。じゃぁ，臨床レベルで日本は勝ってるかっていうと，日本はガラパゴスで，国内の議論では通用するけど，外でアカウントできるものをもってる医者はむしろ少ない。だから，外で勝負できる，たとえば，亀田総合病院に田中美千裕先生という脳血管内治療の専門家がいますが，ああいう外科系でいうならば，外に行って，自分がカテとかオペとかやって，それが模範にされる人だとか，そういう武器をもっている人だと，たぶん勝負できると思うんですけど，内科系だと技術で勝負はしませんから，ロジックとかですね，エビデンスとかですね，そういった部分でちゃんと勝負できないといけない。国際学会とかで。こないだぼくは国際学会で発表しましたけど，国際学会で発表して，ほかの人に理解してもらわなくちゃいけないんです。こないだヨーロッパの感染症の学会に出たんですけどね。ほぼ同じ日に日本感染症学会をやってるんですよ。昔からなんですけども，完全に日程かぶせてて。ということは，日本でも優秀な感染症屋さんは日本感染症学会に出ないで，ヨーロッパの学会に出ちゃうわけですよ。今，リモートなんで，両方はしごもできるんですけど，そうやって一部の優秀な人は海外のほうに出ていっちゃうと，国内の学会がだんだん，もっともっと寂しくなるわけで，それを避けるためには，やはりヨーロッパの学会の日程は避けないとだめなんじゃないかと思うわけですけど，必ずかぶせるんです。

国際的な舞台に出ようと思えば出られる，
議論ができるようにしておくことが必要

林：わざとなんですかねー。

岩田：わざとなのか……。わざとだとしたら，あまりにも無謀だし，気づい
てないとしたら，あまりにも胡乱<ruby>胡乱<rt>うろん</rt></ruby>だし。どっちにしても困ったなぁ，と思
います。そんな感じで，いまだに日本は感染症は世界でトップレベルだと
頑なに信じてる人もいるんですよ。それはそういう断片もあるんだけど，
今，たぶん，日本が国際的に感染症のトップランナーだと思ってる人は少
なくとも専門家の間では 1 人もいないでしょう。だから外的な認知はな
いんですよ。自分だけそう思ってる人はいると思う。自称トップランナー
ですね。だから，アメリカとか先進国に勝負に行かなくてもいいんですけ
どね。だけど，アフリカならアフリカ，アジアならアジア。そういった舞
台に少なくとも出て……出なくてもいいんですけど，出ようと思えば出ら
れるっていうふうにしとかないと……。

林：国際学会に出たり交流したりとか。

岩田：そうです。国際学会の交流っていうと，なんかみんな，ご飯食べて，
みたいに，そっちのほうにいっちゃうんですけど，そうじゃなくて，ちゃ
んと議論ができるってことが大事なんです。

林：はい。

岩田：仮に異論があったとしても，その異論は，なぜそういう異論が生じる
のかっていうのを説明できたり，相手を説得できたりとかですね。そう
いったところまでくれば，いけるなと思うんですけど，ちょっと今，すご
く厳しいと思いますね。日本の若者，神戸大学の学生もそうですけど，多
くの人は最初からそこまでしたいと思ってない。

林：そうですね。

岩田：それは，今，神戸大学を普通に卒業して，国家試験に受かって，兵庫
県のどっかの病院にマッチして，研修医やって，とやっていれば，一応，
問題なく生きていけるからです，今は。

MEDSi：生まれたときから YouTube とか TikTok とかある世代の方たち
は，世界とかかわっているので，むしろそういった意識が高いのかと思っ
ていたのですが，これからそうなるんでしょうか？

岩田：世界となんかかかわってないですよ。YouTube で見てるのは，たぶん，日本国内の日本語をしゃべる自称インフルエンサーみたいな人たちが，なんか根拠もあやふやな与太話をしゃべってるのを見て喜んでるだけなんで。**インターネットで世界がどんどん広がっていくかと思いきや，実はインターネットって世界をどんどん閉じさせていくんですよ**。Google が典型的で，検索すると，その検索結果に応じて，自分自身のアルゴリズムがつくられるらしいんですね。そうすると，狭い世界で，同じようなことばっかり，たとえば，AKB48 のなんとかいうアイドルみたいなのを調べてる人は AKB48 の情報しか入ってこないから，インターネット使ってても，ずーっと AKB48 に閉じ込められちゃうんですよ。これ，むしろ，テレビとか新聞を読んでた昭和の世代のほうがまだましで，新聞は開くといろんなことが入ってくるんで，自分の世界以外にもいろんな世界があるというのを勝手に教えてくれるわけですよね。テレビもそうですね。テレビをつけると，そりゃあ，テレビ番組は選べるかもしれないけど，一応，自分の知らない情報というのはパーッと入ってくるわけですよ。たとえば，ぼくなんか島根県で，島根県はテレビ局自体が少ないので，テレビ番組もあまりないですけど，テレビを見れば，たとえば，東京では今こんなのが流行っててと言われて，へぇーそうなんだーってなるわけだけど，**ネット・だと，自分の閉じた空間のところで，全部ぐるぐる回っちゃうんで，そこから外には全然いかないんですよ**。

　だから，より閉じた人が増えている。むしろ今，分断が増えている。これは日本に限らず，世界中にみられる傾向ですよね。アメリカとかが典型的ですけど。どんどん世界が閉じていって，だからフェイクにだまされやすい。たとえば，フェイクとか撒き散らしてるインフルエンサーのネット情報ばかり見ている人はどんどんそれにだまされて，たとえば，コロナのワクチンで，小さいのがついてるワクチンを植え付けられるみたいな，そういう与太話。

　先ほど申し上げたとおり，コロナの治療法とかでも，全然みんなバラバラなことを言ってるわけですよ。いまだにイベルメクチンは特効薬で，あれを使わない日本政府はおかしいみたいなことを主張している人は，素人さんはともかくとして，医者でも，医師会のけっこう偉い人でもいまだに

いJます。すごく，その辺のリテラシー，インフォメーションマネジメントができていない。そして，自分の閉じた空間で，そういう人がたとえば，フェイスブックのアカウントをつくったりすると，みんながけっこういいね！，いいね！ってつけてくれたりして，自分の味方，取り巻きがどんどんできるんで，そういう人はもう，ちょっとした教祖様になって，「コロナのワクチンなんか，あんなの絶対打っちゃダメだ」みたいな主張する人の周りに，たくさんの意識高い系のお母さんが集まってきて，「やっぱりあの先生は話がわかる」みたいなことを言って，祀り上げられて，すごい人気者になったりするわけですよ。で，自分の意見に反対したり，それはおかしいでしょ，と言う人はどんどんブロックしていけばいいので。どんどん閉じたサークルが乱立していって，みんなお互い，話が通じないって感じになっちゃう。そんな人がインターナショナルの場に出ていって，戦えるわけがない。そもそも日本語以外っていうところでもハードルつくってる人，多いでしょうね。たとえば，日本語以外のリソースは一切見ないとかね。それがめちゃめちゃ多いです。病院でも，英語の論文は読まない，読めないっていう人がものすごく多いです。

世界の中心にいるというのは勘違い

MEDSi：では，そういった人たちに対して，こうしなさいというメッセージはありますか？

林：確かに岩田先生がおっしゃるように，ぼくの周りでみても，ぼくみたいに海外に出たいって思う医師は特殊なんですね。でもぼくは，医者はせっかく手に技術をもっているのでがんばれば世界に通用するわけですから，語学力に難があったとしても，**日本のなかでしか活動していない先生が多いのはもったいない**と思います。岩田先生も，この本のなかにありましたが，サッカーのテレビを見て世界を意識され，最初から海外を視野に入れて進路を進まれた，というところがありますよね*12。今後，社会が変わってきて，日本の中だけだと通用しなくなるっていうのがわかってくると，みんな危機感を感じて，海外に行くようになってくれたらよいと，今日，お話を聞いていて思いました。

岩田：ぼくもこの本で書いたように，島根県で生まれ育ったので，自分が世

*12
Part 1 の 22 ページ参照。

158

界の中心にいるという自覚が全くないわけですよ[*13]。

林：はい。

岩田：そんな人がいたら，お前ちょっと勘違いしてるんじゃないのって感じ
になるわけです。だけど，日本では，そういう勘違いってけっこう多い。
ぼくの周りには，自分は世界の中心だ，みたいなふうに思っちゃってる
人，けっこう多いと思うんですよね。それは，バブルの頃，特に多かっ
た。日本は世界トップレベルの経済大国で，もうアメリカから学ばなくて
もいい……みたいな感じで。その頃，**日本が世界，何するものぞ，み
たいになっちゃった時期が一時あったんですけど，いまだに残滓を
引きずっている人が多い**ような印象を受けています。でも，気づいてみ
ると，日本は今，経済大国でもなんでもなくなっているし，学術大
国でも，技術大国ですらなくなっている。今，コロナ対策で痛感して
います。ぼくが亀田に来たのは 2004 年でした。そのとき，結核の届けは
紙を 2 枚書いて，梅毒は紙で書いてハンコを押して届けて，FAX を送る
と，保健所から電話がかかってきて……というのをやっていました。当時
ぼくが持っていたスマホが，M1000[*14] っていう NTT ドコモが出してた
やつで……。

林：はい。

IT の世界はものすごく進んでいるのに，
日本の感染対策の時計は止まったまま！

岩田：そのときの M1000 っていうのは，今から考えてみると子どものおも
ちゃみたいな，超稚拙なものでした。一応，インターネットが通じるとい
うのが当時のウリだったんですけど，それも遅いし，全然役に立たないよ
うな，今考えると，スマートでもなんでもないものなんですよ。約 18 年
くらい経って，スマホでできることってものすごく，爆発的に増えていま
す。IT 関連で，この 10 年，15 年で，ものすごい世界が進んでいってい
るな，というのは，ぼくら，iPhone を通じてわかるんですね。iPhone っ
ていうのは国際スタンダードですから。あるいはアンドロイドでもいいで
すけど。で，M1000 から iPhone に至るまでの変遷が 15，6 年。だけど，
感染症がみつかりました，結核を診断しましたっていうのは，いまだに同

*13
Part 1 の 20 ページ参
照。

*14
M1000 は 2005 年 7
月に発売された。

159

じ紙に書いてるんですよ。結核診断届けを出して，公費を申請して，ハンコを押して，FAXを送って，電話かかってきて。仕組みは全く同じなんですよ。結核審議会をやって，これ，レントゲンも撮ったほうがいいんじゃないの，みたいなことをやって。最新のエビデンスでは，レントゲンを撮る必要はない，と言ってるのに，厚労省の通知でやらなきゃいけないことになっている。**2005年から2022年まで時計が完全に止まってるんですよ。**

林：あぁ。

岩田：この状況でずっとコロナをやってたんですよ。これが超非常識だってことを，日本にいて気づいてないんですよ。だって，昔からそうやってたんだからっていうわけですよ。保健所は伝統的にこうですよって言うんです。ぼくがアメリカから出たのは2003年ですけど，そのときは，アメリカは全然日本より遅れた国だったんですよ。テクノロジーっていう観点からいうと。カルテは紙だったし，検査は全部FAXだったし。すごく遅れていて，書類仕事も遅いし，不正確だし。事務方も全然優秀じゃなかったし。やっぱり日本のほうが全然進んでるなって思いました。当時，DELLとかヒューレット・パッカードとかのコンピュータも，大きいし，もっさりしていた。一方，日本のSONYのVAIOというコンピュータは，あのころ薄くてかっこよかったんですよ。しかも高かった。だから，高級品は日本のコンピュータで，廉価版がアメリカのコンピュータだったんです，当時は。

林：アメリカでもそうだったってわけですね。

岩田：そうそうそう。アメリカでも，コンピュータ屋さんに出かけると，いちばん高いところにAppleのコンピュータとソニーのコンピュータがあって，ソニーというのは高嶺の花だった。ぼく，研修医でお金をもってなかったから，一所懸命，金を工面してソニーのラップトップのコンピュータを買ったんですよ，仕事のために。5ギガでしたからね，当時。5ギガっていったら，今の小さなメモリスティックにしかならないですけれど。そんな時代ですよ。

林：はい。

岩田：あの頃はやっぱり，テクノロジーといえば日本と言われていた。だけ

ど，そのときから1分も1秒も時計が動いていないんですよ，日本の感染対策って。

林：ふぅん。

岩田：そうこうしているうちに，アメリカはこれじゃダメだというので，どんどんカルテを電子化して，法律を改善して，HIPAA*15っていう個人情報を保護する，患者さんの法律をつくりつつ，患者のデータを匿名化して吸い上げるテクノロジーもつくって，それにウイルスの情報とワクチンの情報とか医療情報とか全部突合できるようにして，何十万とか何百万単位の臨床データとワクチンデータとか遺伝子情報とかも全部合わせられるようにしている。イスラエルとかアメリカはそうやってメガ情報を使ったスタディをガンガンやってるわけですよ。ところが，ぼくらはそんな突合なんか全然できてないし，みんなバラバラなもんだから，保健所に送ってゲノム解析したウイルスの情報を送ってくださいって依頼すると，郵送されてくるんです。で，ハサミで切って，紙を出す。そこに情報があって，電子カルテを開いて，これはアルファ株の患者さんだなーって臨床情報を自分のパソコンに手で打ち込んで，ほかの病院に行って，臨床情報の許可証とかをもらって，紙を見ながらカルテを開いて，情報を見て，また自分のパソコンにエクセルで手で打ち込む。80人とか90人の臨床データを入れるのに何週間もかかるし，そもそもコロナ対策してる人が研究もしてるから，波が来てるど真ん中では，研究なんかできないんですよ。患者がいっぱい来るから。そこでヒーヒー言いながら，波が収まって，ようやく落ち着いたなー，研究でもしようかって言って，そうやって手作業で何十人単位の超小規模な研究をやって，あぁ，アルファ株ってやっぱり重症化に寄与するんだなーって論文に書いて出すと，もうとっくにアルファなんて終わってて，オミクロンが来てて。今さらアルファの論文を出されても，みたいな怪訝な顔をされるわけです。そうこうしているうちに，"New England Journal of Medicine"とかにはそういったメガデータを使った重要な論文が中国，アメリカ，イスラエル，デンマークからとか出ているわけです。もうこの十何年でテクノロジー立国の日本というのは完全に終わっちゃってるわけですよ。

岩田：しかも多くの日本人にはその自覚がない。いまだに日本はハイテクの

*15
HIPAA：Health Insurance Portability and Accountability Act of 1996（医療保険の携行性と責任に関する法律）

経済大国だと信じている人は多いと思いますよ。非常につらいですよ。今の若者が，世の中の時計が止まっちゃってるところで，これでいいと思うのは簡単なんです。お湯の中に入っている間はまさに井の中の蛙なんです。井の中の蛙って，中にいれば外の世界のことを知らないんで，それなりに快適なんですよ。だから，そこが最大の問題。これだけインターネットが発達して，世界の情報がどこでも手に入る時代になってるのに，井の中の蛙になっちゃうっていうのはすごいことですね。

林：そうですね。そこでいくと，近年の医学部教育，医学部受験。4割か5割は医者の息子や娘が医学部に入っているという状況で，どんどん内に閉じこもる傾向が加速している感じがあります。

岩田：はい。

林：そういった先生たちは，モチベーションとしては親のクリニックを継ぐこととかになるんで，もう前提条件が違いますしね。

岩田：はい。

アジアの医療者が日本にやってきたら，日本の医療者はあまりの優秀さに青ざめるかも

林：医学をやりたいというよりは稼業を継ぎたいから医師免許を取得したい，借金を抱えてでも。最初から海外なんて興味ない人が多い感じがあります。

岩田：それはだから，親の世代の安定志向なんですよね。

林：そうですね。

岩田：親が自分の成功体験をもとに，医学部を出なきゃって言う。開業医を継げば，ちゃんと食べていけるからって。自らの成功体験をそのまま回転させようとしてると思うんですよ。だけど，本当に回転できるかはわからない。さっきも言ったように，老健施設はガラガラになりますから，もうしばらくしたら。

林：そうですね。

岩田：おんなじ……成功体験のビジネスモデルというのが裏目に出る。世の中が変わってるのに，当時のうまくいったモデル，これは保健所と全く同じです。感染症は紙に書いて，ハンコを押して，FAXで送るもんだって

いうモデル。それが成功体験かは知りませんけど，そういう自分の体験。だからよく，賢者は歴史に学び，愚者は経験に学ぶ，と言いますけど，経験を根拠にしてものを決めると，だいたい愚かな結末に陥る。そこはもう，深刻な問題ですよね。しかも多くの医学生はものすごい投資をして，お金かけて，エネルギーも注入して，ヒーヒー言って，やっと医学部に入ってくるんですよ。医学部に入ってきて，どうなるかっていうと，みんな遊ぶわけですね。こんなに苦労して医学部に来たんだから，ゆっくりさせてくれよーって言って。すごいですよね。だって，大学って勉強するためにあるのに，大学に来たから遊ぶっていうふうになってしまうと，そりゃもう，香港やシンガポールの大学生なんかに全然かなうわけないです。でも，自分たちが全然かなうわけないとは全く思わないんですよ。東大の医学生なんてそこに入ったら，天下とったなんて思っちゃう人が，たぶん少なくとも 4 割ぐらいはいるんじゃないですか。

林：そうですね。

岩田：東大には，シンガポールや北京とかの人には全然かなわないよねという意識のある人はあんまりいないと思うし，そういう意識のある人はたぶん，今は最初からハーバードとかそっちのほうを目指しちゃうんじゃないですか。そういう人はいるんですよ，今も。最初からインターナショナル・スクールに行って，ハーバードとかは受験なしでも入れたりしますから。そういう人はごく少数派です。すごくお金もないといけないんで，一般解ではない。で，そういう人は神戸大にも来ないし，東大にも来ない。で，似たような価値観の人が神戸大に集まってきて，東大にも集まってきて，みんなこういう感じだよねって言って，そこで同じ価値観が再生産されていくっていうことですよね。

林：うん，わかります。

岩田：これはきわめて危ういものなんです。本当だったら，そこで**方向転換しなきゃいけないのに，そもそも今の日本の官僚，日本の文部科学省でも厚労省でも，彼ら自体がその成功物語の勝者で，自分たちもそうやって勝ち上がってきた。少なくとも主観的には勝ち上がってきたので，そのビジネスモデルを自分たちで変えようというインセンティブは弱い。仮に変えようとしたところで，2 年経ったら，どう**

せ部署が変わってしまう。だから，そんなにがんばらなくても，**今のままでええやろって，まさに茹でガエル状態ですよ**。これ，ものすごい構造的に深刻な問題なんですよ。

林：そうですね。

岩田：どうなっちゃうんですかね。

林：どうなるんですかね。本当に，もう立ち行かなくなって，みんながそういうふうに環境が変わってきているのに気づく。海外思考っていうと珍しいみたいなのが今の風潮ですけど，風向きが変わるのを待つしかないんですかね。

岩田：変わったときは，たぶん，フィリピンとかカンボジアの医学生のほうが，英語もしゃべれるし，より優秀だというので，日本人なんか相手にされなくなると思いますよ。

林：もう手遅れ……。

岩田：手遅れ。今，カンボジアはクメール語の教科書なんてないですから，みんな英語で勉強するわけですね。フィリピンもそうだし，タイもそうですよね。そういうふうに厳しい環境で育てられた人たちが，最初は途上国で，検査機器もないし，お金もないしっていうんで，日本レベルの医療はできないって考えられているような，そういう人たちが，一所懸命勉強して，ビジネスも少しずつ上がっていく。ぼくがカンボジアに行き始めたときはCTなんて全然なかったですけど，今はカンボジアにもCTはあるし，MRももうすぐ入ってだんだんハイテク化されていく。彼らはちゃんと英語の教科書で勉強してるし，論文検索もできるっていうふうになったら，今はカンボジアの医者だったら，日本の医者のほうがコンペティティブということになるんだと思うんですけれども，10年先はわからないですよね。実際，ぼくはフィリピンの医療職の人とよく仕事してたんですけど，彼ら，めっちゃ優秀なんですよ。

林：そうですね。

岩田：あとナースがすごい優秀で。日本も今，海外からナースを輸入するっていう話があるじゃないですか。日本語がうまくしゃべれないとかなんとか言われたりして，いろんな抵抗があって反対されているんですけど，フィリピンから看護師さんが輸入されてきたら，日本の看護師さんはあま

164

りの優秀さに青ざめると思いますよ。かなり優秀ですからね。そこで，初
めて気づくってことが，いいことなのかもしれないですけどね。

MEDSi：それは英語の論文などを読んで，知識が蓄積されているから優秀
ということなんですか？

岩田：それもありますし，ケアという観点からも，すごく一所懸命細やかに
診てくれる。アジアってそういうとこ，ありますよね。カンボジア人もそ
うですし，すごく優しい。だから，優しいケアは日本人独特みたいに思わ
れがちですけど，必ずしもそうではなくて，インドシナ半島の人たちっ
て，ミャンマーとかもそうですけど，医療者としてはすごくケアの精神と
か高いと思うし，いろんな意味でもすごく優秀だと思いますよ。まぁ，言
葉の問題はもちろんありますけど。

林先生の海外志向

MEDSi：少し話を戻すと，林先生は手に職をもっているのだから，世界に
出ていきたいとのお考えだったということですが，きっかけはあったんで
すか？

林：ぼくの場合は最初，高校生のときに何の職業にしようかと思ったと
きに，自分の技術・能力で働いていける医者っていう職業は魅力的
だなぁ，と思って医学部を目指した背景があります。普通に日本で生
まれ育ったんですけれども，**世界を舞台にしたいな**，という気持ちがあ
りました。

岩田：なんかきっかけはあったんですか？

林：そう言われると，あんまりないんですよね。研究もいいな，と思ってた
んですけれども，ぼく自身のタイプとして，ずっとテニスをやって，運動会
系，体育会系できていたので，実際に手術とかで治すほうが楽しいなぁ，
と思ったのは覚えているんですけど。

岩田：なるほど。

林：海外はなんでですかね。あんまりきっかけというのは思い当たらないん
ですけども。

MEDSi：ご両親とか，ご兄弟とか……？

林：全然普通のサラリーマンと，もともと教師だった母親に育てられたんで

すけどね。

岩田：外科の先生は技術で勝負できるので，世界で活躍するという意味では，すごくアドバンテージがあると思うんですよね。やっぱり言葉の壁というのがあるので，内科系はそれが，いちばんハードルが高い。お話を聞いて，というところがあるので，そこでみんな悩むわけですけど。やっぱり外科系は，言葉がたどたどしくても，技術がずば抜けて優秀であれば，プロのスポーツ選手でもそうですよね。日本語が全然通用しなくても日本で活躍している外国のアスリーツはいっぱいいます。要は試合に勝てばいいんだろう，みたいな感じで。やはり外科系のほうがポテンシャルは高いですよね。技術に絶対の自信があれば。

林：そうですね。だから，ぼくの選んだ脳外科も含めて，比較的，海外にいくハードルは最初から低めに感じてたのかもしれないですね。

岩田：そうでしょうね。

MEDSi：林先生は，どちらの県のご出身なんですか？

林：神戸大ではないんですけど，神戸出身です。生まれ育って，大学から東京に来て，関東に来て，という形なんです。

MEDSi：関西圏ではなくて，東京に出ていらしたんですね？

林：やはり東大のほうが，首都ということもありますけど，チャンスが広がるかな，という思いがありました。

岩田：灘高→東大っていうパターンですか？

林：そうですね，灘から。

岩田：わりとよくあるパターンですが，そこから亀田はあんまりない，珍しいパターンですね。

林：先ほど岩田先生がおっしゃっていたみたいに，東大の周りの先生たちは外と張り合っていないというか，内向きな傾向があるように思います。私は亀田に来て，同期の先生たちはすごく優秀だと感じました。医学部の6年間の間でも，それぞれ勉強したり，研鑽を積んでいた人たちが亀田に集まって来ているので，ぼくはみんなのなかで下のほうで，毎日教えてもらいながら奮闘していた身です。

岩田：そうは思わないけど（笑）。

林：いやぁ，もう，本当に。

岩田：亀田に来る人たちは，やっぱりみんな優秀です。まぁ，どこの大学
　　も，トップ5%はすごく優秀なんですよね，例外なく。で，ボトム5%は
　　どこの大学もあまりパッとしないというか。だから，トップが集まると，
　　そんな感じですよね。先生は澤 滋 先生とは同期でしたっけ？　非常に優
　　秀な精神科医で，彼は確か鳥取の出身だったと思うんですよ。

林：はい，鳥取だったと思います。私の1つ上の学年の先生です。

岩田：鳥取は島根と一，二を争うほどの田舎なんですけどね（笑）。ああい
　　う地方大学でも，優秀な人はめちゃめちゃ優秀。今は特にインターネット
　　があるので，ぼくもちょうどポッドキャストを始めたんですけど，学習環
　　境では，今はポッドキャストとかYouTubeで，たとえば，ハーバードと
　　かの講義とかも全部聴けるじゃないですか。そうすると，あまりどこの大
　　学に行くっていうのが学びの根拠にならないですよね。昔だったら，あ
　　の，なんとか先生の下で学びたいみたいなので大学を選ぶというのがある
　　と思うんですけど，今は，少なくとも知識を入れるという観点からいう
　　と，それこそカンボジアでも全然関係ないと思う。

林：そうですね。

岩田：あとはやるかやらないか，その一点にかかってると思うんですよね。

MEDSi：話が少し戻りますが，林先生は北原病院に入られたのでカンボジ
　　アにいらした，ということで，最初からカンボジアに興味がおありだった
　　というわけではないのでしょうか？

林：そうですね。カンボジアのプロジェクトがあったので参加したという
　　きっかけです。もともと海外で貢献したいな，という気持ちがあったなか
　　で，医師4年目で，今後どうしようかと思ったときに，北原病院がそう
　　いった途上国支援で病院をつくろうというプロジェクトをされていたの
　　で，そちらでお世話になって，自分の臨床を磨きつつ，そういう海外事業
　　に携わりたいな，と考えました。ちょうど私が移った年から，カンボジア
　　の調査事業が始まり，私も医師のチームとして入らせていただきました。
　　最初の3年間は調査が続いて，現地の医療現場をみながら，現地の先生
　　と一緒にボランティアで手術に入るのを手伝わせてもらったりしました。
　　調査の目的としては，病院をつくる事業が成り立つかという調査なので，
　　ビジネスチームの人たちはそういう目線でみるんですけれども，我々は医

療のニーズがどれだけあるのかというのを検討したうえで，病院建設につながりました。

岩田：また，再び，カンボジアか，どこか別の国に行きたいとか思ってるんですか？

林：今は家族もいて，自分の人生としては，日本を拠点にしながらやっていくことになると思います。カンボジアには，コロナの渡航規制が緩んだので今年の7月に，ようやく帰ってから初出張で行く予定です。

岩田：ああ，そうですか。

林：そういう出張や遠隔の形ででも，途上国支援というのはライフワークとしては続けたいと思っています。

岩田：まぁ，家族は大事ですよね。

林：そうですね。けっこうそういうのもあって，人生で海外に飛び込んでいけるという時期は少ないので，若手のうちに……。

岩田：そうですね。でも，国際舞台の基準でできるというのは，日本にいても，日本の僻地とかにいてもできると思うので，たぶん，どこにいるかというのは基本的にはあまり関係ないな，と思いますけどね。

林：そうですね。

今後，岩田先生は世界のどこで活動するのか？

MEDSi：岩田先生はまたカンボジアに行きたいとおっしゃっていましたけど，カンボジア以外に行きたい所はありますか？

岩田：ウクライナは気になっているんですけど，ぼくは内科医なので戦争系のケアはできないから，たぶん，今はあまり役に立たないと思うんです。その後ですよね。難民キャンプとかのケア。今，国境なき医師団の人がうちの医局にもいますけど，そういう亜急性から慢性期のケアとか，人道支援とかをやってる人はいますよね。ただ，ぼく自身はなんというか，現場で切った張ったというよりはもうちょっと違うところでやりたいなぁというのがあります。あまり旅行が好きじゃないんですよ。どっちかというと，家にいるほうが好きなので。違うやり方でできるかなぁと。大学はちょっと行き詰まってて，昔から辞めたい辞めたいと思っているんですけど。

林：あぁ，そうなんですか。

岩田：福井の寺澤（秀一）先生に，ずっともう，大学病院は最悪だから，辞めたいって言ってるんですが，「そういうことは 10 年やらないと言っちゃだめだ。ぼくだってこんなに我慢してるんだ」って寺澤先生に言われたことがありますけど（笑），もう 10 年我慢したし……。

林：ふふふ。

岩田：ここをこの後，誰に譲るかみたいなのが，まだあんまりない。感染症界自体はだいぶ，少なくともぼくが亀田にいた頃に比べると，人も育ってきています。あの頃，感染症の後期研修をちゃんとやっている病院は亀田と，大曲貴夫先生が当時いた静岡がんセンターしかなかったんですよ。2つしかなかったんです。その頃に比べると，今は人を育てる環境は，まがりなりにもよくなってきていて，早く引退したいなぁ，という思いは強いですね。だから，うちの奥さんともよく，言ってるんですけど，それこそカンボジアに引っ越して，あそこの大学の先生になるとか。

日本と海外の働き方の違い

MEDSi：それとか，日本の僻地とかですか？

岩田：そうですね。ぼくはもともと僻地の生まれなんで，僻地は好きです。ただ，僻地はのんびりしてていいんですけど，僻地の医療はたいへんなんですよ。

MEDSi：なんでも診なくちゃいけないというのはありますね。

岩田：なんでも診なくちゃいけないっていうか，やっぱり構造的な問題ですね。特に日本は僻地の医療はたいへんです。というのは，**日本は大学もそうなんですけど，契約で仕事ができない。海外だと普通は契約書が大事で，WHO で働いても，ほかの部隊で働いても契約の範囲内で自分は仕事をしますと，きっちり決まっているんです。**でも，日本は契約じゃなくて，場の空気とか，雰囲気で，仕事が来ますので，日本で僻地の医療に行く人は，本当に休みなく働かなきゃいけないし，患者さんの限りない要求に全部応えなきゃいけないみたいな構図になっていて，それで疲れ切って辞めちゃうというパターンが往々にしてありますよね。最近でこそ，そういう僻地医療も契約ベースにして，たとえば，週末は家に

帰るとか，その辺がちゃんと配慮されるようになり始めましたけど，日本
はボランティア・ワークっていうと，身を粉にして魂を削ってやらなきゃ
だめみたいな，変な伝統があるので，あれがちょっとよろしくない。だか
ら，海外のほうがボランティア・ワークってやりやすいんですよ。ボラン
ティアといっても完全に契約なんで，魂を削らなきゃボランティアじゃな
いみたいな，変な固定観念ないですから。だって，カンボジアとかは，暑
いし，そんなに長く働けないですよね。

林：そうですね。やはり日本人と違って，みんな定時で帰りたいですし，
12時になったら，なるべくご飯を食べに行かせてくれっていうのがあり
ますね。善し悪しですけれども，みんなその辺はサバサバしてますね。

MEDSi：やはり9時5時なんですか？

林：病院なので，朝は早いです。8時からカンファランスにしていたので，
みんな7時ぐらいには病棟に行って。その分，終わりはピッタリに帰り
たがります。**終わる時間を理由なく延ばしてると，普通の看護師さ
んとかでも，早く帰してくれ，みたいなクレームを堂々と言ってく
る環境なんです。すごくいいと思いますね。**

岩田：日本の病院みたいに，遅くまで残っているのが偉いみたいな，そうい
う価値観はあんまりないですよ。

林：ないですね。

岩田：むしろ，遅くまで残っている人は能力ないっていうふうにみなされま
すね。

林：そうですね。

岩田：ぼくは，それを日本でも定着させたいと昔から思っています。日本
は，夜中1時まで病院に残ってるみたいなことを，さも誇らしげに言う
ドクターがいまだに多いので。あれは勘弁してほしいなぁ，と思っていま
す。働き方改革を日本もやらなきゃいけないんですけど，なかなか難し
い。さっき言ったシステムの不備の問題も大きいですし。デヴィッド・グ
レーバー（1961～2020年）のブルシッド・ジョブっていう言葉があり
ますけど。ブルシッド・ジョブは病院でめっちゃ多いですから，日本は。

林：そうですね。

岩田：それを，ちょっと直さないと，なかなかよくならないでしょうね。会

議とかもめちゃくちゃ長いですからね。

林：それこそ教授会とか。

岩田：教授会，最悪ですよ，もう。

林：いちばん，先生，たいへんそう。

岩田：教授会は，なんであんなに長いんでしょうね。日本マイクロソフトが会議は参加者5人まで，だったかな，で30分以内に終わる[*16]，みたいな，そういうルールをつくっているらしいんですよ。そういうもんだろうな，と思うんです。だって，教授会なんて，5時間でも，6時間でも，7時間でも，やりますからね。うんざりしてくると，先生，阪大はもっと長かったですよ，とか余計なことを言ってくる。そんなくだらないことで競い合うんじゃねぇよ，とか思います。あれじゃあ辛い。今，デジタル庁に出向している人たちが不満たらたららしいです。Googleとかから出向で，デジタル庁に行かされたら，たぶんあまりの能率の悪さにうんざりしちゃうんじゃないですかね。

MEDSi：デジタル庁は効率よくするためにできたのだと思いましたけど，そうじゃないんですか？

岩田：この間，報道でやってましたけど，デジタル庁は各会社から出向で来てるんですが，めちゃめちゃしんどいらしいですね。たぶん，やらなくていい会議とか，つくらなくていい資料とか。必要のない説明とかを延々とやらされてるんだろうな，と思います。そういうのを全部なくすというのがミッションのはずなんですけどね。

MEDSi：先生は早く辞めたいっておっしゃっていますけど，働き方改革をしてからじゃないとダメですね。

岩田：ぼくの周辺ではできるだけやってきて，うちの医局は完全にそれをやってますけど，ブルシッド・ジョブが好きな人ってけっこう多いんですよ。遅くまで残っているのが楽しい，とか。日本だとありがちなのが，家に帰っているほうが苦痛，とか。男の人に多いですけどね。家に帰ると家事を手伝わされるんで，むしろ病院にいたほうが楽，とかね。無駄な書類とかをやらないと自分の居場所がない，とか，仕事がなくなっちゃう，とか。もろもろの理由で，無意味なことに意味を見いだす人はわりと多い。だから，そういうのを全部なくそうとすると，すごく抵抗されるんです

*16
日本マイクロソフトは2019年，「ワークライフチョイス（WLC）チャレンジ2019夏」を開始し，会議は30分を標準，参加人数は多くて5人，とした。

よ。みんな楽になるのに，と思うんですけど，なかなか抵抗勢力が多くて，めんどくさくなりますよね，だんだん。**本当は保健所改革とかもすごいしてほしいんですけど。**

日本で可能性があるのは女性の人材活用

岩田：今回，タイトルに未来という言葉が入っていますけど，**カンボジアのほうが未来は明るいですよ。**だって，今はちょうど低い状態にいますから，これからはよくなるしかないというのはあります。ちょうど日本の高度成長時代と同じで，よくなる未来しか見えないですよね。カンボジア，まだ若いし，よくするところも，よくすべきところもいっぱいある。すごく明るいですよ。**日本はなんか沈んでいく未来しか見えないです**からね，今。なかなかしんどいと思います。**日本で1つだけ可能性があるとすれば，女性なんですよね。**おそらく人材活用……。今，どんどん人口が減ってきているという状態で，おそらく唯一可能性があるとすれば，女性がいかに気持ちよく仕事できる環境をつくって，活用できるか，ということですよ。今までは女性はできるだけ活躍しないような仕組みをつくって，女性を社会の中心から締め出すような形にしてきたんで，それを戻せれば，働き方改革とかができるはずなんです。日本の大学病院は逆の発想なんですよ。大学病院だと，夜中遅くまで馬車馬のように働いて，低い給料で我慢しなきゃいけないから，こんな労働環境が悪い所に女性は入れられない，みたいな話なんですよ。でも，逆なんです。**女性を入れて，戦力を倍にすれば，みんなの仕事は半分になるわけだから，こんな馬車馬のような仕事の仕方をしなくて済む。**そういう発想がないんですよ。そういう発想に転じればいいんですけど，今はみんなそれには大反対なんで，なかなかできない。発想の転換だと思うんですけどね。そういうことをやっているから，入試の不正とかをするわけですよ。

　難しい……，難しいというか，何をすればいいかわかりきっているんですけど，みんながそれをやりたがらないというのがものすごく強い。抵抗勢力ってたいへんです。

MEDSi：岩田先生は先ほど，アフリカにも高齢者がいないとおっしゃっていましたが，病気で亡くなってしまうのが大きな原因なんですか？

岩田：アフリカでいちばん大きな問題はエイズですよね。エイズは要するに，性交渉をできる人たちをどんどん殺していったので，アフリカは1990 年代から 2000 年代にかけてものすごい生産年齢の人たちが死んでるわけですよ。典型的なのが南アフリカ共和国ですよね。20 代とか 30 代のいちばん働き盛りの人たちがどんどんエイズで死んでいって，日本と違って，男性も女性も罹って死んでいくわけで，それで，人口ピラミッド的には大きな影響を与えていますよね。でも，今はビル・ゲイツ財団とかがすごい介入して，アフリカでもアジアでも，エイズで死ぬ人はすごい減っているので，今後，アフリカは人口が増加して，これから成長していく可能性っていうのはあると思いますけどね。やはり健康というのはすごい基盤なので。

週に 1 時間や 2 時間で大成できるものはない

MEDSi：先ほど，今の若者は井の中の蛙だとおっしゃっていましたが，その状況を打破するために，今の若者はどうすればよいと思われますか？若者へのメッセージをいただけたらと思うのですが。

岩田：ぼくはもういいやと思っています。言えば，頭ではわかると思うんですよ。情報としてはわかると思うんだけど，やはり気持ちいい所にいるとそこから出たくないというのがある。冬の寒い日にふとんの中に入っていたら，出たくないじゃないですか。起きて仕事したほうがいろいろいいことあるのに，と思いながら。だから，そこでしっかり起きて，アクティビティをもてるか，ふとんの中でジーっとしているかの違いで，ふとんの中でジーっとしているほうが楽なんですよね。日本で，特に，医学部に行けば，なんかいろいろいいことがあるという幻想を抱けていた時代の記憶の残滓が残っている以上は，いくら観念で国際化とかなんとか言っても，そこから動けないと思いますね。

英語学習が典型的で，言葉って誰でもしゃべっているので，その国に行けば，知性が高いとか低いとか，学歴が高いとか低いとかに関係なく，英語圏では英語をしゃべるし，フランス語圏ではフランス語をしゃべるじゃないですか。語学能力というのはやればできるものなんですよ，誰だって。だけど，語学力がつかない人があまりにも多いの

173

は，それはちゃんと勉強してないからなんですよね。ちっちゃい子どもが**繰り返し繰り返し，その国の言葉にどっぷりつかって，1日5時間でも8時間でもやっていれば，誰だって日本語ペラペラになるし，**誰だって英語もペラペラになるんですけど，みんなそこまで努力しないんですよ。別に英語をしゃべれなくても，誰も困らないから。困らないというところで，努力のニーズがなくなっちゃうんですね。日本に住んでいたら，日本語をしゃべれないと生きていけないので，みんな一所懸命，日本語を，それと知らずに勉強してます。そうすると，別に日本語が通じればそれでいいじゃんってことになると，それでいいわけですよ。それが，カンボジアで医者になりたければ英語のテキスト読めなければダメですよっていうのとは環境が違うわけで。ぼくもそれに加担しているんで，人のこと言えないんですけど……。ぼくがせっせとアメリカの教科書を日本語に訳しちゃったりしているから，これを読めばいいや，みたいになってるわけで，メディカル・サイエンス・インターナショナルが悪いっていうわけですね[*17]。

林 & MEDSi：(笑)

岩田：ぼくはどっちかというと，翻訳は自分のためにやっているんですけど，本当はそういうふうに甘やかしちゃいけないのかもしれないですね。うちの医学生をみていると，それは強く痛感しますね。レポート書いてこい，と言うと，日本語の文献しかひいてこない人はすごく多いですからね。

MEDSi：今は，小学校から，英語の授業があって，ネイティブの先生に教えてもらっているんじゃないんですか？

岩田：英語力は全然ついてないですよ。週に1時間とか2時間じゃないですか，英語圏の先生がつくのって。週に1時間や2時間で大成できるものってなんかありますか？ ピアノでもクラリネットでも，テニスでもなんでもいいですけど。**週に1時間や2時間でマスターできるものなんてないでしょう？** やってる感を出しているだけです。英語に接することはできると思いますけど，それだけです。

MEDSi：興味をもって，学校の外でも学ぶようになればよいのかもしれませんね。

*17
岩田先生はMEDSiから，『シュロスバーグの臨床感染症学』といった教科書など，多くの本を翻訳出版なさっている。『ハリソン内科学 第5版』の監訳者でもある。

174

岩田：だから，ごく一部ののめり込んだ人はできると思うんですよ。語学って能力は関係ないので。ぼくは今，スペイン語を勉強しているんですけど，昨日，たまたま，AKB48 の元メンバーで，今，メキシコで仕事をしている人がいるというのを知りました[18]。3 年間，あそこで勉強して，スペイン語でドラマや映画に出ているらしいんです。アイドル歌手って反復練習をするじゃないですか。踊ったり歌ったりっていうのを繰り返し繰り返し練習している。語学というのは，そういうふうに地道に練習していれば，できるようになるんです。AKB48 の人ってそんなに高い学歴があるわけじゃないと思うんですけど，繰り返し反復練習して，しかも自分が生きていくために仕事としてやって，女優として生きていくっていう覚悟を決めていれば，そうやって 2 年とか 3 年とかトレーニングすれば，仕事で使えるようなスペイン語力がつくんだと思うんですよね。英語でもフランス語でも同様で，覚悟を決めて，集中してやれば，1 年や 2 年でかなり使えるようになると思います。

　だけど，週に 1 回や 2 回，外国人の先生が来て，それでちょっと触れ合ったりしてるだけであれば，100 年経っても 200 年経っても，英語が使えるようにはならないんですよね。

語学は，のめり込みさえすれば，たいていの人は習得できる

MEDSi：岩田先生はロンドンに留学なさっていたときに，英語を習得なさったんですか？

岩田：ぼくは高校 3 年生のときに，英会話学校に通うようになって，英語を一所懸命勉強しました。大学 2 年生のときに休学して，マンチェスター大学に短期留学して，1 年間，午前中は英会話学校に行って，午後は医学部の聴講生をやっていました。そこで，集中的に英語のトレーニングをしましたね。なかなかのめり込まないと，語学って身につかないし，逆に言えば，のめり込みさえすれば，たいていの人は習得できます。

　ぼくはニューヨークにいましたけど，たとえば，ニューヨークに移民で入ってくる人は仕事をもっていれば，ほとんどが英語をしゃべれるようになります。どこの国の人でも。シリアの人でも，パキスタンの人でも，エチオピアの人でも。いろんなバックグラウンドの人が来ますけど，みんな

[18]
入山杏奈さん（1995年〜）。

仕事ができるレベルの英語力はちゃんとつけますからね。職種とかそういうのは関係なく。だから，語学に関していえば，やればできると思います。ほかの学問体系，たとえば，物理学とか数学とか，ああいうのはある種のセンスとか才能とかがないと，できる人とできない人がいると思うんですけど。こと語学に関していえば，ほぼ誰でもできると思いますね。日本人が英語できないのは単にやってないだけだと思います。

MEDSi：林先生はカンボジア語，おできになるんですか？

林：クメール語ですよね。当初，半年ぐらいがんばったんですけれども，リスニングは診察では半分くらいわかります。ただ，スピーキングが全然通じなくて，笑われちゃうんで，途中からやめました。病院では，英語でカンボジア人のナースに話して，カンボジア人のナースがクメール語で通訳するという感じでやっていました。

岩田：ぼくもクメール語は挑戦したけど，あっという間に挫折しましたね。

MEDSi：難しいんですか？

岩田：文字はタイ語と一緒で，構造が特殊なんですけど。単に勉強してなかっただけだと思います。やればできるんじゃないかと思います。

林：ぼくもやればできると思います。

MEDSi：林先生は英語はどちらで学ばれたのですか？

林：大学3年のときに，3か月，アメリカのオハイオ大学に学生の交換留学で行かせてもらう機会があり，そこに行く前に1年ぐらい日本の英会話教室でがんばりました。それで，アメリカに行ったんですが，英語が全然通じなくて，本当にショックを受けました。それが悔しかったんで，医学部を卒業して4年くらい，英会話学校に通ってトレーニングしました。カンボジアに行ってある程度日常で使うようになると，だいぶできるようになりました。日本にいる環境だけだと，ある程度時間をかけないと難しかったですね。

MEDSi：岩田先生も林先生も英会話学校に通われていたんですね。

林：英会話学校でも，海外に行くという具体的なモチベーションとか目標があってやってる人と，ただ趣味としてやっている人とでは，習得率が違うなと感じました。ぼくの場合は，海外で英語で診療するという目標があったので。若い人に向けるメッセージという意味では，**早いうちにそうい**

う機会，海外に見学に行くとかでもいいので，そこでモチベーションをみつけていけばいいのではないかと思いました。

岩田：ぼくが高校生のときは，島根県で英語をしゃべるといえば，英会話学校や教会ぐらいしかなかったんですよ。今はめっちゃ便利で，たとえば，今，スペイン語を勉強していますけど，週に１回，ネットでグアテマラの先生にリモートでレクチャー受けているんですよ。グアテマラの先生だとレッスン料が安くて済むっていう理由なんですけどね。インターネットがあれば，そういう感じでどこででも，ネイティブの方とレッスンが受けられるので，いい時代ですよ。語学の習得アプリもものすごく発達してる。今，語学習得は本当に楽だと思いますね。そんなに巨大な投資をしなくても，一所懸命やれば，どんどん上達していく。

　逆の発想もある。今，ネットが進化しているので，それこそ翻訳機能とか，そういうアプリもできているから，もう語学なんて勉強しなくてもいいじゃんみたいな，そういう発想もあるんですよね。でも，これ，仕事をしているとわかりますけど，仕事レベルでやろうと思ったら，やはり相当の語学力がないと，ポケットなんとかで翻訳できてもテクノロジーではちょっと凌駕できないところがあると思います。特に，アウトプットのところで。インプットは翻訳したら，日本語にして，それでああ，この人はこういうことを言っているのか，と，文字でも音声でもできるかもしれないです。でも，自分が何か言おうとするときに，それはできないですし，情報収集の量が圧倒的にやはり違いますよね。やはり語学力がないと，外国語の情報を入手しようというインセンティブそのものがすでに失われているので，最初から情報を遮断しちゃうんですよね。だから，それで情報が入ってこないということになるわけです。新型コロナが典型的です。新型コロナの情報が世界中に山のようにあるのに，その山のような情報をみていない人はものすごく多いわけですよ。最初から遮断しているからです。

To the Happy Few

MEDSi：岩田先生のお考えでは，カンボジアの未来は明るい一方ということですが。

岩田：カンボジアはスタート時点がどん底だったので。

MEDSi：先ほど，引退して，土井先生と何かしたいとおっしゃっていましたが，これからどんなことをなさりたいんですか？

岩田：年とったので，のんびりとしたい（笑）。

林：まだまだですよ。

岩田：そりゃぁ，のんびりしたいです。さっきの学生へのメッセージでいうと，スタンダールが『赤と黒』という小説で，To the Happy Few って言ってますけど，最近，本を書くときには，そういうふうにしているんです。**少数の人でいいから伝わればいいというメッセージの出し方を。**要するに，スタンダールの小説を読んでも面白いと思ったり，理解できたりする人は少数だ，とスタンダールは考えていたと思うんですよね。ドストエフスキイも。ちょうど今の時期なので，ぼくはトルストイの『戦争と平和』という小説を読んでいます。トルストイの『戦争と平和』。学生のときに１回読んだときは全然おもしろくなかったんです。ただ，やたら長い小説という印象しかなくて，退屈だと思っていました。でも，今だったら，戦争というものが，どれだけ日常生活の細かい，一見冗長な描写が，戦争のなかにビルドインされていることをすごくリアルに感じることができて，小説というのは読む時期がすごい大事だなと思います。そう考えると，伝わらないというのはしょうがないなっと思うんです。だから，若い人にメッセージを伝えたいとあまり思わない。思わないんですけど，わかる人には伝わればいいなと思っています。それがまぁ，Happy Fewなんで2，3人でもいいんです。だけど，そういう人がまた次の時代を切り開いてくれればそれでいいんです。今の日本で言葉が響くというのはあまりない。大学とかで講義をしていても，響かせようとあまり思わなくなっていますね。伝わる人にだけ伝わればいいけど，ほかの人，マジョリティの人にとっては通り一遍な講義っていうことでしか伝わらないんだろうなと思っています。

　だから，感染症の診断プロセスみたいなことを話すんだけど，たいていの学生は，そんなめんどくさいことはいいから，ああやってこうやってこう，というハウツーだけ教えてくれればいいよって，たぶん思ってるんじゃないかなーと思うんですね。でも，こうやってああやってこうすれば

……PCR やって，薬出してコロナ診療ができるわけではないっていうところが伝わる人はあまりいない。最近は伝わらないだろうなと思ってやっています。

　あとは時代ですよね。これはちょっとだけ自慢話ですけれども，ぼくは，書いた本が最初は全然理解されないというのをわりとよく経験するんですよ。書いた当初は何を言っているんだかわからないと言われて。だいたい 10 年ぐらい経って，ようやく正当に評価されるようになる。たとえば，タイムマネジメントの本*19 を 2011 年に出したんだけれども，2011年に，タイムマネジメントの本と書いておきながら，全然タイムマネジメントについて書いてないじゃないか，とけっこうブーイングが来たんです。あのときはみんなハウツー本を欲しがっていて，全然ハウツーが書いてないんじゃないのって話だったんです。だけど，そうじゃなくて，時間をマネージするというのはいったいどういうことなのかという，もっと本質論だったわけです。ちょうど 11 年経って，2022 年になって読み直すと，すごく働き方改革とか効率性とか生産性とかがようやく言われるようになって，時代が追いついてきたというのがあります。2011 年のときは，夜遅くまで働いているのがデフォルトで，病院とか大学とかに，生産性を上げるとか，タイムマネジメントという言葉すらなかった時代ですよ。だから，その頃にタイムマネジメントの大切さとか言っても，みんなちんぷんかんぷんだったんだけど，10 年経ってようやく時代が追いついてきた。だから，今はほとんど伝わらなくても，学生にこういう話をしても全然わからないと思っていても，10 年ぐらい経って，ああ，あのときイワタってこういうことを言っていたんだなーっていうふうに振り返ったときに伝わることが，もし，少しでもあれば，それはいいなと思うんです。そういうふうな仕掛けであればいいなと思っています。

　だから，今の時点での学生の評価というのは全く気にしないことにしてるんですよ。伝わらへんと思っているから。

MEDSi：本当に若い頃に言われてわからなかったことが，あぁっ思うことはありますよね。

岩田：あります，あります。そのときはわかんないんですよね。

MEDSi：でも，危機的な状況にあるというお話だったので……。

岩田：だから，日本はお尻に火がつくまではこんな感じだと思います。慌てた頃にはもう……なんですけど，でも，たぶんそうするしかないのかな，と。

MEDSi：林先生は7月に出張が決まっていらっしゃるということですけど，カンボジアで何かやりたいと思われていることはあるんですか？

林：本当はもともと，帰ってくるときから，1〜2か月に1回，サンライズジャパン病院に短期出張して診療支援をするという折り込み済みで帰ってきたんです。ところが，コロナで頻繁には行けなくなったので，脳外科の支援はぼくではなく上司が3か月に1回，長く行くという形に切り替えていました。コロナの制約がだいぶ減ってきたので，1週間の短期出張で症例相談や手術支援をしに行きます。我々のプロジェクトとしては，現地に病院をつくって終わりというよりかは，定期的に行き来をしたり，遠隔で指導をしたりして，継続フォローしていくというプランですので。

　たぶん現地のドクターがどんどん育ってくれば，現地に張り付かなければいけない日本人はどんどん減ってくると思います。減ったとしても，サポート体制で支援していこうという形で考えていますので，今はその第2ステージに移行していこうというところです。ただ，問題は，サンライズジャパン病院だけではもちろん，カンボジア全体はよくならないということですね。岩田先生がおっしゃっていたのに近いんですけれども，カンボジア全体の医学教育，そして卒後教育はかなり poor です。専門医といわれているようなもの……たとえば，糖尿病や外科や整形外科には専門医課程があるんですが，日本のように学会としての教育プログラムなどはないんですよ。今後はもっと，**ぼく自身としてもサンライズジャパン病院としてもカンボジア全体の卒前卒後教育なども支えていきたいん**ですが，さっきお話ししたようにフランスとか中国とか，ほかの国の支援のなかで，正面きっての提携は難しい状況です。ですので，草の根的に，個人の先生とのつながりで症例相談を受けたりしているという状況です。

岩田：JICA はサンライズジャパン病院をどういう位置づけにおいているんですか？　カンボジアの進出の拠点の1つ，みたいな感じだと思うんですけど。

林：JICA ですか？

180

岩田：他国と競争が起きたときに，どういうふうに活用したいと思っているんでしょうね。

林：JICA は，プロジェクト・ファイナンスという言い方をしていたんですけども，病院で医療のオペレーションをする所に，融資という形でお金を出して，事業の内容にも口を出すという形で入ってくれています。病院の運営にかかわるというのは本プロジェクトが初めてで，今まで JICA は建物のお金をドーンと出すとか，放射線装置やエコーをあげるというのしかやってこなかった。そうすると，結局は使われないものを出して終わりとか，壊れたら終わりとなっていることもあるわけです。その反省もあり，サンライズジャパン病院では，実際に日本人が働いているのを支援し，みてくれている，というふうに聞きました。その後，第 2 弾，第 3 弾というのは，まだあまりないようです。

岩田：そうですか。

林：まだ彼らも模索中というか。

岩田：どうでしょうねぇ。中国はたぶん，かなり意図的にそういう進出……進出というか侵略というかを狙っていると思うんですけれども。

林：中国とか韓国もうまいんですよねー。

岩田：そうですね。

林：お金を払って支援する分，見返りを求めています。労働者として人が行き来したり，中国だったら，少し軍事的な部分も含めて深く入っていくような感じがあります。

岩田：うん，中国はそうでしょうね。

林：日本は，JICA を含め，橋をつくったりとすごくいいことをするんですけれども，見返りを求めない精神なので，その辺の難しさはあります。

岩田：だいたいいい時間になりましたかね。

MEDSi：何か最後に，これはおっしゃっておきたいということはないですか？

岩田：今回，本当に，ありがとうございました。林先生のような方が，こうやって国際舞台で活躍されているのはすごいことですし，ぼくは，日本の病院がそういう途上国で，ビジネスモデルでやるというのはすごいいいことだと思っています。ボランティアベースではなくて，ちゃん

と経営という観点からやるというのが，これがたぶん前例になって，日本の病院が海外に進出するということができてくれば，いろいろやりがいがあるかなぁと思いますよね。まぁ，なんでもそうですけれども，ファーストペンギンというのはたいへんだと思うんですけど，いちばん最初に飛び込むという……よい意味でのファーストペンギンとして，エグザンプリーな前例として，活躍してほしいな，と思います。ありがとうございました。

林：私も貴重な機会をありがとうございました。岩田先生もカンボジアにいろいろ携わられて，私どもは違うアプローチで入ってきてというところですけれども，やっぱり現地のドクターなり現地の患者さんを見ていて思うのは，日本の先生たちの熱意とか，ていねいに問題解決しようという姿勢というのは世界共通で，カンボジアでも通用するなというところをすごく感じています。だから，我々のように病院として行くというのもそうだし，個人でボランティアベースであったり，NGO として行くというところとも，うまくタッグを組んで，カンボジアへの支援を進めていければいいなと思っています。今回こういう本が出るという機会で，よりみんなと提携していければなと思っておりますので。今後ともどうぞよろしくお願いいたします。岩田先生，ありがとうございました。

（対談は 2022 年 5 月，Zoom にて開催）

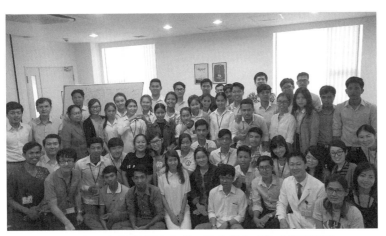

2017年，岩田氏が訪れたサンライズジャパン病院の風景。
お疲れ様，またお会いしましょう！

あとがき

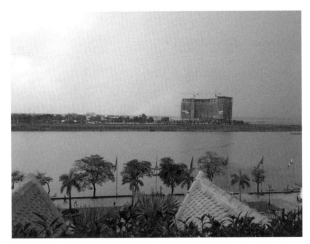

トンレサップ川（著者撮影）

2005年に初めて訪れてから，カンボジアの医療についてまとめたい，とずっと思っていた。いや，もしかしたらジョブ・インタビューを受けた2002年くらいからそう思っていたのかもしれない。あれから，10年以上，20年近く経った。もちろん，その間，なんやかんやあったので，それでカンボジアについて調べたり書いたりする作業は中断されまくってたのだけど，そんなのはもちろん，言い訳にはならない。まったくもって自身の怠惰を呪うばかりだ。

痛切に自分の怠惰を呪ったのは，アフリカも同様だった。2014年からの西アフリカのエボラを論じたポール・ファーマーの "Fevers, Feuds, and Diamond"。ぼくはこれを訳出したのだが，これもコロナの「なんやかんや」でたびたび中断された。困ったな，と思いながらも，どこかに「仕方がない」という思いもあった。しかし，これが甘さである。結局，ずるずると訳出を後回しにしているうちに，ポールは帰らぬ人となってしまった。

ようやく2022年3月になり，『熱、諍い、ダイヤモンド』という訳書は世に出た。本書を読み，そして訳出していくうえで，またして

185

も自身の怠惰を痛感させられた。ぼくは西アフリカで目の前のエボラ対策に汲々としていたのだけれど、ポールはこの間、「なぜ、西アフリカでエボラなのか」という根っこにある問題（root cause）を分析し続けていた。「アフリカは貧しい国で、内戦やら、なんやかんやあって、エボラで苦しんでいる」とざっくりはまとめなかった。歴史を紐解き、構造を看破し、そしてなぜ西アフリカの悲惨が、今のような形での悲惨なのかを説明しようとした。「そうでなくてもよかった世界、そうでなくてもよかった歴史」のターニングポイントを探しているようにも、ぼくには思えた。

　ぼくも、同じことをやりたいと思った。現在のカンボジアは、なぜ現在のカンボジアなのか。それを理解するには過去を理解するしかない。歴史から学ぶのだ。歴史を学べば、現在のカンボジアが理解できる。そして、現在のカンボジアを理解することだけが、カンボジアの未来像を切り開く手段である。

　恥ずかしい話だが、ぼく自身、歴史学という学問を軽蔑してきた。日本史にしろ、世界史にしろ、年号や人物や事物を暗記して、試験で吐き出して、次の日忘れるようなものだろ、と思っていたのだ。別に医者が世界史や日本史の知識がなくたって、職業上困ったりはしないだろう、と。

　これが大きな間違いなのだ。カンボジアの医療にコミットしようと思うと、カンボジアの医療の現状を理解しなければならない。現状が理解に困難な場合は「なぜ、現在は、今のような現在なのか」と問わねばならない。その先にあるのは、当然、過去となる。過去を学んで初めて現状が理解できる。現状を理解して、初めて未来像も展望できるし、現状打破が可能になる。歴史を学ぶとは「なぜ？」という質の高い質問を問い続けることなのだ。ぼくがそのことに気づいたのはもう中年になってからである。本当に恥ずかしい。

　もちろん、ぼくと、「医師の理想像」であるポール・ファーマーでは天と地ほどの差がある。同じことはとうてい、できない。ぼくは自分の小さな能力の限り、カンボジアについて調べてみたけど、ポールのように人類学の専門性などもっていない。歴史学についても素人以

下だ。

　本書は，そういうド素人が調べただけの話である。

　故人になった三代目三遊亭圓歌が好きで，よく音源を聞いている。特に「西行」が好きなのだが，北面の武士・佐藤兵衛尉憲清，のちの西行，をネタにした落語である。

　史実を掘り下げながら，たくさんの笑いを交えたこの「西行」，最後は「三代目圓歌が，調べただけでございます」とさげている。

　本書もまた，イワタが調べただけ，なのだ。

参考文献

1) Ovesen J, Trankell IB. Cambodians and Their Doctors : A Medical Anthropology of Colonial and Post-Colonial Cambodia. Copenhagen : NIAS（Nordic Institute of Asian Studies）Press, 2010.

2) 上田広美, 岡田知子. カンボジアを知るための 62 章, 第 2 版. 明石書店, 2012.

3) 山田寛. ポル・ポト〈革命〉史：虐殺と破壊の四年間. 講談社, 2004.

4) 夏山宗平, 芝清隆, 薮本雄登. カンボジア進出・展開・撤退の実務. 同文舘出版, 2014.

5) Chandler D. A History of Cambodia, 3rd ed. Thailand : Silkworm Books, 2000.

6) 岩崎育夫. 入門 東南アジア近現代史. 講談社現代新書, 2017.

7) デーヴィッド・チャンドラー（著）, 山田寛（訳）. ポル・ポト 死の監獄 S21：クメール・ルージュと大量虐殺. 白揚社, 2002.

8) デーヴィッド・P・チャンドラー（著）, 山田寛（訳）. ポル・ポト伝. めこん, 1994.

9) 本多勝一. 検証・カンボジア大虐殺. 朝日文庫, 1989.

10) 北川香子. カンボジア史再考. 連合出版, 2006.

11) 経済産業省. 医療国際展開カントリーレポート：新興国等のヘルスケア市場環境に関する基本情報 カンボジア編. 2021 年 3 月（https://www.meti. go.jp/policy/mono_info_service/healthcare/iryou/downloadfiles/pdf/ countryreport_Cambodia.pdf）2022 年 版 は https://healthcare-international.meti.go.jp/search/detail/3011/ から入手可。

12) ルオン・ウン（著）, 小林千枝子（訳）. 最初に父が殺された：あるカンボジア人少女の記憶. 青土社, 2018.

13) キン・ソック（著）, 石澤良昭（訳）. カンボジア近世史：カンボジア・シャム・ベトナム民族関係史. めこん, 2019.

14) Slocomb M. The People's Republic of Kampuchea 1979–1989 : The Revolution after Pol Pot. Thailand : Silkworm Books, 2004.

15) 高橋智史. RESISTANCE カンボジア 屈せざる人々の願い. 秋田魁新報社, 2018.

16) 熊岡路矢. カンボジア最前線. 岩波新書, 1993.

17) フーオッ・タット（著）, 今川幸雄（編訳）. アンコール遺跡とカンボジアの歴史. めこん, 1995.

18) 河野雅治. 和平工作：対カンボジア外交の証言. 岩波書店, 1999.

■表紙装丁・イラスト：ソルティフロッグ デザインスタジオ（サトウヒロシ）

カンボジア医療の歴史，現在，そして未来

世界で役に立ちたいあなたへ　　　　　　　定価：本体 2,200 円＋税

2022 年 9 月 6 日発行　第 1 版第 1 刷 ©

著　者　岩田 健太郎
　　　　いわ た けん た ろう
　　　　林 祥史
　　　　はやし よし ふみ

発行者　株式会社　メディカル・サイエンス・インターナショナル

　　　　代表取締役　金子 浩平
　　　　東京都文京区本郷 1 - 28 - 36
　　　　郵便番号 113 - 0033　電話（03）5804 - 6050

印刷：双文社印刷

ISBN 978-4-8157-3057-4　C3047

熱、諍い、ダイヤモンド

Fevers, Feuds, and Diamonds: Ebola and The Ravages of History

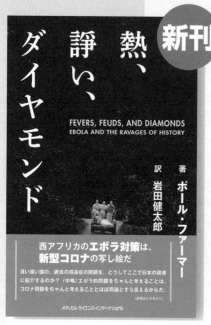

新刊

エボラウイルス病との闘いに関し、医師であり人類学者でもある著者ポール・ファーマーが医学的観点に加え歴史的・社会的背景も踏まえて著述。なぜ、西アフリカなのか？　なぜ、ここまで深刻な問題になり、対応が難しいのか？　著者ならではの視点・手法で問題を徹底的に掘り下げ、根っこ（root cause）にまで深く入り込んでいく。著者を「完成された医師の理想像」と仰ぐ岩田健太郎先生による翻訳。詳細かつ示唆に富み、COVID-19等パンデミック対策の参考にもなる書。

> 遠い遠い国の、過去の感染症の問題を、どうしてここで日本の読者に紹介するのか？（中略）エボラ的問題をちゃんと考えることは、コロナ問題をちゃんと考えることとほぼ同義とすら言えるからだ。
>
> （訳者あとがきより）

> *
> 著者のポール・ファーマー氏は
> 2022年2月にお亡くなりになりました。
> ご冥福をお祈りいたします。
> *

西アフリカの**エボラ**対策は、**新型コロナ**の写し絵だ

- 定価**4,950**円
  （本体4,500円＋税10%）
- A5変　頁564　図5・写真18
  2022年
- ISBN978-4-8157-3044-4

著　**ポール・ファーマー**

訳　**岩田健太郎**　神戸大学大学院医学研究科 微生物感染症学講座感染治療学分野 教授

目次